essentials

Raimund Pousset

Senizid und Altentötung

Ein überfälliger Diskurs

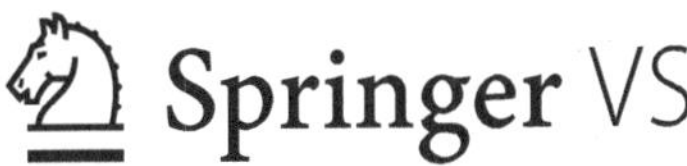

Raimund Pousset
Heidelberg, Deutschland

ISSN 2197-6708 ISSN 2197-6716 (electronic)
essentials
ISBN 978-3-658-20877-6 ISBN 978-3-658-20878-3 (eBook)
https://doi.org/10.1007/978-3-658-20878-3

Die Deutsche Nationalbibliothek verzeichnet diese Publikation in der Deutschen Nationalbibliografie; detaillierte bibliografische Daten sind im Internet über http://dnb.d-nb.de abrufbar.

Gedruckt auf säurefreiem und chlorfrei gebleichtem Papier

Springer VS ist ein Imprint der eingetragenen Gesellschaft Springer Fachmedien Wiesbaden GmbH und ist Teil von Springer Nature
Die Anschrift der Gesellschaft ist: Abraham-Lincoln-Str. 46, 65189 Wiesbaden, Germany

Was Sie in diesem *essential* finden können

Senizid, auch Gerontozid oder Senilizid genannt, ist die den altruistischen Opfertod und die Euthanasie umfassende Form der Thanasie (Tötung) von alten Menschen. Neben dem autonomen Alterssuizid können wir heute bei uns eine kulturell stark beeinflusste Altentötung beobachten, den passiven Senizid, der gern in der Form des „Stillen Todes" daherkommt. Der Stille Tod findet seinen Weg im „Psychogenen Tod" und im „Verlöschen" bzw. „Sterbefasten" durch Inedia, dem Verzicht auf Nahrung und Flüssigkeit (FVNF). Weiterhin machen sich auch Formen des aktiven Opfertodes und vereinzelt – strafbewehrt – der Senio-Euthanasie breit, z. B. durch gezielt zu hohe Morphingaben oder Schlaftabletten. Dazu liegt eine kleine Befragung unter Pflegekräften vor. Der aktuelle Senizid ist in Deutschland wissenschaftlich kaum erforscht und in der Praxis namenlos. Das ICD kennt keine Klassifikationsziffer. Umfangreiches ethnologisches Material, aber auch Märchen und Sagen, zeigen dagegen, dass das Phänomen global, wenn auch nicht ubiquitär auftritt. Er scheint historisch gesehen nicht linear zu aufzutreten, um auf der Höhe einer Kulturentwicklung überwunden zu werden, sondern verläuft eher in Amplituden. Da, wo der Senizid in unserer modernen, aufgeklärten Gesellschaft obsolet schien, zeichnet sich heute eine Wiedebelebung ab. Die Segregation des Alters aufgrund des negativen Altersstereotyps und der Kostenlawine im Gesundheitswesen lassen vermuten, dass der Senizid weiter an trauriger Bedeutung gewinnen wird. Der Senizid in unserer modernen, aufgeklärten Gesellschaft ist ein zur Sitte gewordener stiller Skandal.

Das Leben ist der Güter höchstes nicht!
Der Übel größtes aber ist die Schuld.
Friedrich Schiller
(Die Braut von Messina)

Für Meinolf

Vorwort

Der vorliegende Text ist ein knappes Kompendium zum Senizid, der modernen Form der kulturellen Altentötung. Er beleuchtet sowohl die Geschichte als auch die aktuelle Situation einer uralten Methode. Wenn keine andere Quelle angegeben ist, bezieht sich die Darstellung auf das Werk von *Koty* (1934).

Einige Hervorhebungen im Text sollen das Leseverständnis erleichtern: Völker, Ethnien und Länder sind ***kursiv-fett*** gesetzt, Autoren, Hervorhebungen oder Fremdworte *kursiv*. Wichtige Hinweise gibt die Tab. 5.1: Überblicks-Schaubild aus dem Tabellenverzeichnis am Ende des Buches.

Wer sich dem Thema „Autothanasie im Alter" selbst als alter oder auch älterer Mensch nähert, wird vermutlich leichter nach der Bedeutung für die eigene Position fragen, als nach den gesellschaftlichen Implikationen. Für mich als „Alten" war es in den Jahren der Auseinandersetzung mit dem Thema zunehmend entlastend zu sehen, dass mir persönlich über das Konzept der freundlichen Inedia ein gewaltloser, natürlicher Weg offensteht, autonom – lebens-satt und vielleicht leidens-müde – durch das letzte Tor zum Leben zu gehen.

Wem aber der soziale Tod bereitet ist, wird diese Möglichkeit weniger als eine autonome und entlastende Entscheidung betrachten; er wird sich – bewusst oder unbewusst – eher auf den stillen Weg des Verlöschens durch Inedia machen. So blickt uns mit Inedia Gott Janus an: ein freundliches Gesicht gegenüber einer Grimasse.

Heidelberg
im Dezember 2017

Raimund Pousset

Inhaltsverzeichnis

Einleitung 1

Das Töten, die Thanasie von Menschen im Senium, dem Greisenalter, ist uns ganz nah. Nicht so sehr als Gewalttat, als Mord, in Familie, Ambulanter Pflege oder Altenpflegeheim, sondern als rezente Selbsttötung (Autothanasie) durch die „Alten", die Senioren selbst, etwa durch Erhängen, Vergiften oder Herabstürzen. Fixiert auf die Diskussion um den aktiven Altensuizid wird dabei fast immer übersehen, dass wir keine zurückgehaltenen oder zu viele Medikamente oder Giftspritzen brauchen, um Alte zu töten: es geht auch ganz legal, still und dezent im Senizid, einem Tod, der auf keinem Totenschein auftaucht. Dabei sind wir nicht allein, seit Jahrtausenden, denn: „Die Sitte der Kranken- und Altentötung kam und kommt tatsächlich überall auf der Erde vor ..." (Südkamp o. J., S. 95).

Der Prozess des Senizids, im Opfertod oder der Senio-Euthanasie, läuft bei uns seit vielen Jahren aktiv oder passiv, nahezu unbemerkt von der Forschung oder der reflektierten Praxis. *„Some form of gerontocide continues to exist, curiously a phenomenon most typical found in societies with the least and the most sophisticated technologies"* (Silverman 1987, S. 342). Unser Sprachgebrauch zeigt uns, dass wir in unserer modernen Industriegesellschaft für diesen Tod kaum Blick oder Bewusstsein und schon gar keinen Begriff entwickelt haben. Dieser Tod ist namenlos bzw. wird – entlastend für die Gesellschaft – falsch über verschiedene Diagnosen etikettiert. Ein präziser Fachbegriff wie *„Senizid"* oder auch *„Gerontozid"* bzw. *„Senilizid"* wird selbst in der deutschen Fachliteratur nur ganz selten verwendet und dann auch meist weit weg im Rahmen ethnologischer Forschung, wenn, dann in Englisch.

Auf eine Anfrage beim Statistischen Bundesamt teilte *Torsten Schelhase* 2014 mit: „Der Begriff ‚Senizid' taucht nicht in der ICD[1] auf. (...) Daten hierzu gibt

---

[1]International Statistical Classification of Diseases and Related Health Problems, derzeit gültig: 2016.

© Springer Fachmedien Wiesbaden GmbH, ein Teil von Springer Nature 2018   1
R. Pousset, *Senizid und Altentötung*, essentials,
https://doi.org/10.1007/978-3-658-20878-3_1

es nicht." Wenn es also keine eigene Kategorie für Senizid oder Inedia gibt, dann existiert diese Form des Todes auch in keiner Statistik. Einen Senizid muss der Arzt also dem natürlichen Tod zuordnen, da keine äußere Gewalteinwirkung vorliegt. Er muss ihn in Positionen unterbringen, die altersbedingtes Ableben beinhalten; etwa „R54: Senilität" im Sinne von Altersschwäche, Seneszenz.

Um zu unterscheiden, ob es sich bei der Autothanasie um einen Suizid oder um einen Senizid handelt, muss die schwierige Frage beantwortet werden, ob der Tod *autonom* (lebens-satt und leidens-müde) oder *heteronom*, etwa aus verinnerlichter Pflicht, herbeigeführt wird. Falls keine zuverlässigen Informationen wie eine Patientenverfügung vorliegen, bleibt die Grauzone jedoch sehr groß. Insofern sollte es ausreichen, wenn dem Arzt jeweils ein eigener ICD-Kode für Tod durch Inedia sowie den Psychogenen Tod zur Verfügung stünde.

Der Senizid ist ein stiller Skandal; ein schleichendes *Skandalon*, das Sitte geworden ist. Das griechische Wort σκάνδαλον verrät uns, dass es hierbei nicht nur um ein Ärgernis geht, sondern der Wortbedeutung nach auch um einen verführerischen Fallstrick; ein Fallstrick, den wir selbst mithelfen zu legen. Wenn das Senium „den Mitmenschen zur Last, sich selber unerträglich" (Morus 1537) geworden sein wird; wenn sich dem laufenden gesellschaftlichen Prozess der Altersdiskriminierung keine Humanität erfolgreich entgegenstellt, gespeist aus unserem judäo-christlichen Weltbild und der Aufklärung, dann werden wir selbst, vom Fallstrick des Kosten-Nutzen-Denken reguliert, unsere Tage verdammt und verfrüht beschließen.

1.1 Zur Terminologie

Die Menschen im Rentenalter werden als *Senioren* oder proaktiv auch als *Alte* bezeichnet. Die meisten Völker unterschieden zwischen den höher bewerteten *jung-Alten* und den belastenden *alt-Alten*. In Rom sprach man von *senectus* und seiner letzten Phase dem *senium* (Brandt 2010). Vor den *jung*-Alten hatte der Clan meist noch einigen oder sogar großen Respekt. Die jungen Alten „leisteten" Wichtiges für die Gesellschaft: spirituelle Kommunikation mit den Ahnen, magische Kräfte, Kriegsplanung, Wettervoraussage, Rechtsprechung, Jagdglück und/oder die Beeinflussung einer göttlichen Macht im Jenseits. Auch in der Gerontologie ist diese Dichotomie heute anerkannt; der Wechsel liegt bei 85 Jahren (Rott 2001).

Hier im Text wird durchgängig der neutrale Begriff „*Suizid*" (Autothanasie) gewählt, statt heroisch „*Freitod*" oder moralisierend „*Selbstmord*". Um die *Autothanasie* präzise zu bestimmen, können wir von autonom-egoistischer und von heteronom-altruistischer oder besser zusammengefasst von *autonomer* vs. *heteronomer* Autothanasie sprechen. Mit einem weiteren dichotomischen Begriffspaar lassen sich dann alle Formen der Selbsttötung, deren Hintergrund *keine* psychische Krankheit ist, beschreiben: aktiv-unnatürlich bzw. passiv-natürlich wird zu *aktiv* vs. *passiv* zusammengefasst (siehe Tab. 5.1: Überblicks-Schaubild).

Unter **Senizid** (lat.: senex = **Greis;** caedere = töten) sei hier die kulturell-rituelle *Altentötung* verstanden, also das aufgrund des introjizierten Todeswunsches altruistisch fundierte *passive* Sterben oder das *aktive* Töten von meist als nutzlos oder im Jenseits als nutzvoll empfundenen Mitgliedern der alten Generation einer modernen Gesellschaft. *Émile Durkheim* (2006) münzte für die passive Form den Ausdruck „altruistischer Suizid". Im Englischen wird für Senizid meist *gerontocide* gebraucht. Die vormoderne Altentötung wird primär von der Nützlichkeit, der moderne Senizid vom Kosten-Nutzen-Denken gesteuert. Der Parallelbegriff „*Gerontozid*" (γέρων – géron = Greis) dagegen soll die bloße Ermordung von alten Menschen *(Altenmord)* bezeichnen oder das spontane Verlassen von alten Menschen durch ihre Gruppe in Zeiten höchster Not (Püschel 2008).

Der Begriff der „*Euthanasie*" (gr.: „guter Tod") wird durch das *bona-fide*-Prinzip von „Sterbehilfe" abgegrenzt. International ist Sterbehilfe meist unter Euthanasie subsumiert. 66 % der Deutschen wünschen laut einer YouGov-Umfrage von 2014 die Legalisierung der aktiven Sterbehilfe, wie unter bestimmten Bedingungen in den Ländern **Schweiz, Niederlande, Belgien** und **Luxemburg** sowie in **Oregon** (USA) und **Kolumbien.** Das deutsche Verbot führt zwangsläufig, wen auch in geringen Fallzahlen, zum Sterbetourismus etwa in die Schweiz.

Der lateinische Neologismus „*Inedia*" bedeutet zunächst freiwilliges Hungern bzw. Fasten und war im römischen Recht eine erlaubte Suizidart. Hier im Text sei Inedia als Mittel zur autonomen Autothanasie (FVNF, *Sterbefasten*) aber auch zum *Opfertod* der Alten verstanden. Die autonome Inedia, das Sterbefasten, wird in der Palliativmedizin „**F**reiwilliger **V**erzicht auf **N**ahrung und **F**lüssigkeit" (FVNF) genannt. Im Englischen wird dafür VRFF benutzt, d. h. **V**oluntarily **R**efuse of all **F**ood and **F**luids.

Der Senizid sollte vom *Alterssuizid* abgegrenzt werden. Der aktive und passive Alterssuizid ist primär eine egoistische Autothanasie, d. h. eine autonome Entscheidung, die freiwillig an sich selbst durchgeführt wird, um sich von den eigenen – körperlichen oder psychischen – Leiden zu erlösen. Der Suizid geht aktiv mit Gewaltanwendung bzw. exogenen Wirkstoffen oder endogen und passiv vonstatten.

Unter *Sterbehilfe* sei hier die *aktive* und *passive* Unterstützung beim Sterbeprozess von schwerst- und unheilbar Kranken verstanden. In Deutschland ist die *passive* Sterbehilfe erlaubt, die *aktive* Sterbehilfe ist gesetzlich untersagt. Bei der *aktiven* Form der Sterbehilfe, auch *Tötung auf Verlangen* (§ 216 StGB) genannt, setzt ein Arzt z. B. die tödliche Spritze, wodurch der Patient keine Tatherrschaft über das Geschehen mehr hat. Unter *passiver* Sterbehilfe, *Suizidbeihilfe* oder Beihilfe zum Suizid (§ 217 StGB) sei hier das Unterlassen, der Behandlungsabbruch, die Inedia-Begleitung, die Palliative Sedierung (Terminale Sedierung) und die Suizidhilfe bzw. der Ärztlich assistierte Suizid (PAS = physician assisted suicide) verstanden. Der Patient hat hier bis zum Schluss die Tatherrschaft. *Inedia-Begleitung* ist trotz § 217 StGB zur erlaubten *passiven* Sterbehilfe geworden. Der Arzt muss sich allerdings sicherheitshalber beim Sterbeakt selbst entfernen.

Der *„Stille Tod"* umfasst drei Todesformen, zwei durch Inedia (das *autonom-aktive* *„Sterbefasten"* und das *heteronom-passive* **„Verlöschen"**) sowie den *Psychogenen Tod*. Das „Lebendig-begraben-werden" wird als *Vital-Inhumation* bezeichnet. Der letale Entzug von Medikamenten soll als *Demedikation,* die gezielte letale Übermedikation als *Hypermedikation* und die schmerzstillende Medikamentengabe, die den Tod als möglichen Nebeneffekt akzeptiert, als *Palliative Sedierung* (= Terminale Sedierung), früher auch „Indirekte Sterbehilfe" benannt sein. Alle tradierten moralischen Werte und Normen einer Gesellschaft seien als *Sitte* bezeichnet.

1.2   Literatur und Forschung

Die Literatursichtung ergibt ein sehr überschaubares Bild, wenn wir die Suche auf die Fachbegriffe Senizid und Gerontozid oder im Englischen: *senicide, senecide* und *geronticide* bzw. *gerontocide* oder *gericide* konzentrieren. Die „US National Library of Medicine" (pubmed.gov) schweigt zum Thema *senicide* und *geronticide* völlig (Abruf am 08.01.2016).

Wohl die früheste Erwähnung des Begriffs *„senicide"* findet sich in einem wirtschaftshistorischen Artikel (Dyke Robinson 1900). Erstmals in der Literatur benutzt Kjellström (1974) *„senilicide"* und Maxwell (1982) sowie Glascock (1982) zeitgleich den Terminus *„gerontocide"*. *„Senicide"* hat dann in einem Aufsatztitel bei Post (1991) Premiere.

Deutsche Autoren sprechen meist von *„Altentötung",* als frühster Fundort kann *Sartori* (1895) gelten. In Deutschland spricht Dießenbacher (1987) in einem Fachaufsatztitel erstmals von „Gerontozid". Aus Großbritannien steuert Brogden (2001) die Monografie *„Gerontocide"* bei. In neueren Veröffentlichungen wird das Thema Senizid zunehmend in eigenen Kapiteln oder Artikeln behandelt.

Empirische Untersuchungen direkt zum Senizid existieren kaum. So beziehe ich mich in diesem Band auf 123 Ethnien, in denen Senizid weltweit ethnologisch beschrieben wurde; so bei Koty (1934) und zwei Listen von *Glascock* und *Südkamp*. *Glascock* (1982) fand bei 60 untersuchten Ethnien 41 mit einer Form von Altentötung oder Todesbeschleunigung (death hastening). Südkamp (o. J.) erfasste relevante 77 Ethnien. *Schulte* (2001) wirft in einer quellenkritischen Arbeit nach der Überprüfung von 122 Artikeln 109 Autoren vor, besonders *Koty* und *Kjellström,* oft keine wissenschaftliche Methodik walten, sondern die Quellen unkritisch zitiert und so eher zur „erzählerischen Folklore" beigetragen zu haben.

Zu Inedia liegen dagegen mittlerweile zahlreiche, besonders englischsprachige Studien vor (etwa Ganzini 2003; Harvath 2004). In Deutschland haben *Chabot und Walther* (2010) die Diskussion dazu angeschoben. 2014 erschien im Deutschen Ärzteblatt der aktuelle Überblick von *Bickhardt und Hanke* (2014). Auch populärwissenschaftliche Bücher oder Erfahrungsberichte widmen sich dem Thema, etwa *zur Nieden* (2016).

Senizid in der Vergangenheit 2

Der Senizid oder Alters-Pflicht-Suizid trat als Sitte global, aber nicht ubiquitär auf. *„There are few idyllic pastures for older people"* (Brogden und Nijhar 2000). Bis in die Erzählmotive hinein finden wir über weit entfernt liegende Kulturräume hinweg Gemeinsamkeiten und Konstanten, etwa das Tragen der moribunden Alten auf einen Berg. Ein Senizid ist nie Ausdruck einer extrem barbarischen Gesinnung, sondern setzt die hoch entwickelte Gedankenwelt von Bauern oder Hirten voraus und dient „dem zutiefst verantwortungsbewusstem Bemühen […], die Existenz der Gesellschaft nach innen wie nach außen hin sicherzustellen" (Müller 1968, S. 42).

Die Zeit nach der neolithischen Revolution, d. h. nach der Sesshaftwerdung der Menschen, wird als „Steinzeit" oder gerne auch als das „Goldene Zeitalter" bezeichnet. Vor der Steinzeit existierte aber noch über etwa 3 Mio. Jahre die Wildbeuter-Gesellschaft oder Urhorde. Kenntnisse über die sozialen Verhältnisse aus jener Ur-Zeit können wir kaum archäologisch, sondern nur bei den teils bis auf den heutigen Tag existierenden Wildbeuter-Gesellschaften gewinnen, zum Beispiel bei den **San (Buschleuten)** in Südafrika. Dort, wie auch bei den Wildbeuter-Ethnien der **Aetas, Karaja, Sakai, Semang** oder **Wedda** ließen sich weder Senizid, noch Mord oder Tierquälerei beobachten. Die Annahme vom Lebensstil des rohen Faustrechts bei der Urhorde ist danach falsch. „Der primitive Mensch musste erst lernen, Blut zu vergießen" (Koty 1934, S. 350).

Es sieht so aus, als dass der Senizid nicht als eine lineare Evolution zur moralischen Höhe verstanden werden kann, sondern als lange und weiträumige Wellenbewegung aufgefasst werden muss. Es konnte in einem späteren Stadium der Entwicklung einer Ethnie, die die Alten- oder Greisentötung bisher *nicht* gekannt hatte, erst „die Vernichtung der hilflosen Elemente" (Koty 1934, S. 350) *entstehen.* Dazu beitragen konnte die Demoralisierung eines Volkes, etwa der Verlust der Ahnen- und Altenehrung, oder die Lockerung ihres Gemeinschaftssinnes

© Springer Fachmedien Wiesbaden GmbH, ein Teil von Springer Nature 2018
R. Pousset, *Senizid und Altentötung,* essentials,
https://doi.org/10.1007/978-3-658-20878-3_2

durch den Kontakt mit fremden Kolonisatoren. Ebenso hat das ethisch höher stehende Verhalten der Nicht-Tötung von Alten in *allen* Zeiträumen oder Kulturen auftreten können.

2.1 Formen des Senizids

2.1.1 Ethnologische Merkmale des Senizid

In frühen Erzählungen wird der Senizid umstandslos gerechtfertigt; spätere Berichte lassen bei der Überwindung und Warnung vor dem Töten der Alten humane Argumente zu. Oft äußerst sich der Senizid rituell, öffentlich und festlich, manchmal auch still und individuell. Das eskimotische Volk der **Iglulik** erhängte, erstach oder erschoss seine Alten z. B. erst nach einem festlichen Ritual. Gelegentlich wird von ganzen Bettelritualen berichtet, so bei den eskimotischen **Iglulik**. Aufgrund der höheren Lebenserwartung und des meist jüngerem Heiratsalters tendiert der Senizid manchmal zum Femizid, etwa bei den **Thonga** in der Ostkap-Provinz **Südafrikas.**

Dem eigentlichen Senizid konnte eine lange Phase der Segregation – Marginalisierung, Missachtung und Ächtung vorausgehen – und geht heute wieder voraus! Die Alten wurden zunehmend verspottet, ignoriert, dann vernachlässigt, etwa indem ihnen das Essen weggenommen wurde und sie zum Betteln gezwungen waren, bis der Leidensweg in Euthanasie oder dem Verlöschen ein Ende fand. Die **Niue** in **Polynesien** empfanden die Schwächen des Alters als gerechte Strafe für früheres übles Verhalten. Ein hilfloser oder dementer Alter im eigenen Urin löste kein Mitleid, sondern Verachtung oder Gelächter aus. Auf den Inseln **Nossi-Beu** und **Mayote** verschwanden alte Menschen einfach „aus der Welt, ohne dass jemand, selbst nicht (…) Verwaltungsbeamte, es bemerkten" (Julien; zitiert nach Koty 1934, S. 130).

Neben der aktiven Tötung fallen besonders zwei über die ganze Welt verbreitete Strategien der Euthanasie auf, das *passive Verlassen* und das *aktive Aussetzen.* Als eine Stufe vor dem Verlassen muss noch die *Vernachlässigung,* die ebenfalls im Tod münden konnte, angesehen werden. Beispielsweise töteten die **Wapokomo** ihre Alten und Kranken nicht direkt, sondern stellten die Fürsorge und Pflege für sie so stark ein, dass der Tod die Folge war. Ähnliches gilt für die **Ik,** das „Volk ohne Liebe" (Turnbull 1973). Unter *Verlassen* sei das rituell in die Sitte eingebundene Zurücklassen von alten Gruppenmitgliedern verstanden, etwa im Zeichen einer wiederkehrenden stammesbedrohenden Katastrophe. Die Alten konnten dabei noch verschiedene Unterstützungen erfahren, wie etwa Nahrung,

Kleidung und Waffen oder den Bau einer Schutzhütte. Nach heutigem Rechtsverständnis handelte ich sich hierbei nicht um Mord, sondern um *unterlassene Hilfeleistung*.

Viele Ethnien kannten auch das *Aussetzen* in der Wildnis, einem Todesplatz oder einer Hütte, so die **Schoschonen** (J. H. Stewart 1939) oder die **Ahtna** (De Laguna und McClellan 1983). In **Japan** war die Aussetzung als Brauch des *Obasute* bekannt. Die Aussetzung von alten Menschen in der Wildnis, einer Hütte, dem Urwald, einer Höhle, auf einem Floß oder einer Insel geschah manchmal erst nach einer Beratung der Ältesten oder im Familienrat und in Anwesenheit eines Medizinmannes, etwa bei den **Zaparo,** die den Alten nach langem Disputieren ggf. von der Verwandten erdrosseln ließen. Sobald die Alten der **Ojibwa** gebrechlich wurden und ihre magische Kraft verloren, stahl man ihre Nahrung und setze sie in einer Hütte oder auf einer unbewohnten Insel aus oder der Sohn erschlug den Vater mit dem Tomahawk. Auch in **China** muss zumindest im Norden „die Sitte der Aussetzung der Alten tatsächlich bestanden haben" (Eberhard und Boratav 1953). Das Aussetzen der alt-Alten scheint jedoch weltweit insgesamt häufiger aufgetreten zu sein, als ihre direkte Tötung. In all diesen Fällen würde man nach unserem heutigen Rechtsverständnis wohl nicht von einem Mord sprechen, sondern am ehesten von einem Totschlag.

Bei den **Inuit** wurden bevorzugt gewaltsame Methoden der Tötunggewählt, weil nur diese Todesarten den Seelen den raschen Übergang nach *Qudlivun* (Glückliches Land) garantieren würden. Auch die sibirischen **Jakuten** und **Tschuktschen** praktizierten Senizid im festlichen „*Kamitok*". Die mongolischen **Burjaten** in **Sibirien** führten ihre alten Männer und Frauen auf einen Ehrensitz und erdrosselten sie nach einem wilden Trinkgelage. Das nomadische Iran-Volk der **Baktrier** warf die Alten und Kranken den Hunden vor, den sog. „Totengräbern". Die **Kiewer Rus** ertränkten ihre Alten im Wasser oder im Moor. Aus dem heutigen Ost-Kanada wird vom **Acadia**-Gebiet berichtet, wo alte Männer ausgesetzt worden waren. Falls sie nach drei Tagen nicht verstorben waren, wurden ihnen Schnitte im Bauchbereich zugefügt, durch die mit dem Mund Blut abgesaugt wurde und bis zum Eintritt des Todes große Mengen kalten Wasser auf den Bauchnabel geschüttet (Gray 1908, S. 6).

Die syrischen **Aenezes-Beduinen** behandelten ihre Alten im Prinzip gut, aber bei wirtschaftlichen Spannungen zwischen Vater und Sohn konnte es vorkommen, dass der Alte vom Sohn verstoßen wurde und am Rande des Clans ein klägliches Dasein fristen musste. Bei möglichem Erbe von Land oder Vieh konnten individuelle Kräfte zum Zuge kommen, etwa bei den **Latuka** in Nordost-Afrika. Bei den jungen **französischen** Bauern des 19. Jh. war es üblich zu versuchen, der finanziellen, materiellen und praktischen Unterstützung ihrer alten Eltern, z. B.

des „Monsieur vit toujour", aus dem Wege zu gehen, indem sie die alten Leute drängten, aus Verzweiflung freiwillig in den Tod zu gehen (Müller 1968, S. 20). *Paudler* zeigt für **Alt-Preußen,** dass Alte auf Anordnung des Waidewuti[1] wegen der Unkosten von den Kindern erstickt oder mit dem litauischen Altsitzerkraut per Giftmord beseitigt worden seien (Paudler 1936).

Die **Tiwi,** australische Aborigines, töteten ihre alten Frauen mittels Vital-Inhumation, indem nur noch der Kopf aus der Erde schaute. Aus **Melanesien** wird bei mehreren Ethnien ebenfalls von dieser Tötungsart berichtet. *Speiser* (1923) erzählt von den **Vao-Insulaner,** wo Alte nach einem guten Male von ihren Verwandten „blutenden Herzens" erdrosselt oder begraben worden seien (in *Koty* 1934, S. 26). Das konnte aber durchaus auch gegen den Willen des alten Menschen und mit Zwang geschehen (Koty 1934, S. 36).

Altenehrung und Anerkennung der Macht konnten plötzlich umschlagen in tödliche Aggression, wenn sich von einem besonders geschätzten alten Mitglied des Clans ein Jenseitsnutzen versprochen wurde, etwa wenn in der spirituellen Welt ein Gewinn für die ganze Gruppe erwartet werden konnte, die die weltliche Macht der Alten nicht erbracht hatte. Der Alte sollte als „Botschafter" im Jenseits die mächtigen Geister der Anderwelt umstimmen, etwa bei einer Epidemie oder bei Trockenheit, so bei den **Kiewer Rus.** Die Achtung vor dem Alter konnte in mehreren Ethnien auch in missgerichtetes Mitleid für Todkranke umschlagen, indem sie ihnen einen „Liebesdienst" erwiesen und sie den „Gnadentod" sterben ließen, so z. B. bei den **Tuxpan, Matamba** oder **Patwin.**

2.1.2   Risikofaktoren beim Senizid

Koty (1934) gliedert seine Darstellung der Ursachen der Altentötung in drei objektiv-materielle (Hungersnot, Wanderleben, utilistische Gründe) und drei subjektive Faktoren (Feindselige Gesinnung, Achtung und Mitleid, religiös-magische Vorstellungen). Wichtiger als die Subsistenzgewinnungsform, Nomadentum oder patri- und matrilineare Lineagen scheint die Zuverlässigkeit der Versorgung von Alten durch Junge zu sein, ob also eine Art *Generationsvertrag* entsprechende Kraft hatte; so bei den **Juden.** Die Analyse des ethnologischen Materials zeigt uns ein solches Motivgeflechts aus ökonomischen als auch religiös-traditionellen Motiven, dass wir zurecht sagen können, der Senizid ist in jedem Volk ein anders begründetes und verursachtes multifaktorielles Geschehen.

---

[1] erster vorchristlicher preußische König.

2.2   Zentrale Aspekte des Senizids

2.2.1   Das Ob und die Historizität

Kunde vom Senizid erhalten wir aus mehreren großen Quellen, wobei die **Empirie** durch Befragungen, Interviews, Augenzeugen oder teilnehmende Beobachtung nur für aktuelle Daten etwa aus Altenheimen oder in Tamil Nadu (Indien) infrage kommen. Wir ziehen Forschungen heran aus der **Geschichte** (Gesetze, Verträge, Kirchenbücher, Berichte, oder Gegenstände wie Keulen); aus der **Kunstgeschichte** (Ikonografie auf Bildern, Plastiken, Grabsteinen oder Mosaiken); aus der **Paläoforensik** (etwa menschlichen Zahnspuren an menschlichen Knochen, tödliche Verletzungen); aus der **Ethnologie** (Feldforschungen); aus der Literatur (Volkserzählungen, Theater, Lieder, Gedichte und Märchen) und aus **Etymologie** und **Phraseologie** (Begriffe, Metaphern, Redewendungen).

Auch wenn es wenig historisch-konkrete Belege für den Senizid geben dürfte, berichten die alten Volkserzählungen und Kunstwerke doch fast überall auf der Welt und quer durch nahezu alle Völker so selbstverständlich davon, dass man kaum annehmen kann, es handle sich hier um reine Fantasiegebilde oder bloße Literatenprodukte wie Märchen. Wer aber ein historisches Dokument in einem juristischem Archiv oder einer Bibliothek sucht, in der ein Senizid z. B. bestraft oder untersagt wird, der dürfte von der Forschung weitgehend enttäuscht werden, denn die Vorgänge liegen meist weit in der vorschriftlichen Zeit. Aus **Japan** liegen jedoch Dokumente vor, die den Senizid *indirekt* bestätigen und auch in **Indien** ist der Senizid aus neuster Zeit gut journalistisch dokumentiert. Trotzdem lässt sich die Sitte des Senizids längst nicht für alle Ethnien oder Kulturräume nachweisen, beispielsweise bei den **Alt-Ägyptern, Spaniern, Ungarn, Finnen** oder **Persern** ist keine Altentötung bekannt. Aus **Portugal** liegt nur ein einziger Hinweis[2] vor. Auch aus den alttestamentlichen Schriften ist uns kein Nachweis bei den **Juden** bzw. aus **Palästina** überliefert.

Münzel erklärt zu seinen ethnologischen Forschungsergebnissen ganz direkt: „Ich kann keine Beweise für die Existenz eines solchen Brauches [Altentötung, RP] liefern, sondern stütze mich wie wohl alle Ethnologen, die etwas über Anthropophagie oder Altentötung geschrieben haben, auf Quellen" (Münzel 1998, S. 135). *Münzel* kommt aber nach einem langen Forscherleben bezüglich der von ihm ab 1970 erlebten und studierten **Aché** im Regenwald von **Ostparaguay** zum

---

[2]Aus Portugal wird lediglich in einer Volkserzählung „Werft die Alten hinaus!" von der Überwindung des Senizids berichtet.

Schluss, dass „das Aussetzen von Alten und Schwachen, das zumindest rückerinnernd berichtet wurde (…) tatsächlich in der Zeit vor der Sesshaftmachung nicht selten" gewesen war (Münzel 1998, S. 148). Trotzdem spricht er vom „Mythos" (Münzel 2016).

Moser dagegen hält die Altentötung mehr für ein Märchen, ein „narratives Element", nicht aber für eine „Erinnerung an prähistorische Zeiten und Verhaltensweisen" (Moser 2008, S. 216). Mir scheint die kategorische Ablehnung des Senizids eher daher zu rühren, dass man keine Fakten oder Argumente für ein möglicherweise vorurteilsbeladenes Negativbild für (s)ein Volk liefern und den „primitiven" Senizid verdrängen will, auf dass kein Schatten auf ein nationales oder religiöses Ideal fallen möge.

2.2.2 Märchen und Sagen

Häufig wird in der Literatur die tatsächliche Fiktionalität des Märchens, etwa von „Hänsel und Gretel", als Beleg dafür genannt, dass die ätiologischen Volkserzählungen vom Senizid ahistorisch seien. Eine ätiologische Erzählung „erklärt" ein Geschehen aus einem früheren Ereignis bildhaft, hat also einen historischen Kern. Die Erklärung selbst muss nicht der Realität entsprechen, aber sie *kann*.

Märchen sind in allen Kulturen mündlich überlieferte, quellenmäßig nicht verbürgte fiktionale Texte; wobei noch das uralte Volks- vom neueren Kunstmärchen abzugrenzen wäre. Beide geben „Kunde" von etwas (Diminutiv zu mhd. *maere* = Bericht, Nachricht). Wichtig ist es in der Erzählforschung soweit wie möglich in der Erzählgeschichte zurückzugehen, um die Urform der Handlung ohne das schmückende Beiwerk späterer Generationen von Erzählern sichten zu können. In einem sehr umfangreichen Märchen-Katalog, dem Aarne-Thompson-Index (AaTh), tragen die Volkserzählungen um die Altentötung die Nummer AaTh 941. *Ashliman* kann eine große Anzahl dieser Erzählungen vorlegen (Ashliman 2017a, b).

Gegen die Märchen abgegrenzt stehen die **Sagen** (ahd. *saga* = Gesagtes) und **Legenden** (lat. *legenda* = Vorzulesendes). Auch sie sind zunächst ein anonymes, aber modelliertes Textprodukt der Oratur, von Erzählern und Sammlern geformt bzw. schriftlich notiert – und damit fixiert. Im Kern können sie Realität enthalten, auch wenn sie sich oft – wie Märchen – um fantastische Begebenheiten oder Wunder ranken. Die **Legenden,** hagiografische Texte, die z. B. Christus oder Maria, Heilige oder Märtyrer porträtieren, sind jünger und werden immer schriftsprachlich transportiert.

Wir werden Hänsel und Gretel sicher historisch nicht im Märchen nachweisen können, aber die Historizität der Stadt Troja hat *Heinrich Schliemann* (1822–1890) deswegen nachweisen können, weil er überzeugt war, dass in Sagen ein historischer Kern steckt. Solch ein Kern steckt auch in den Volkserzählungen vom Senizid.

2.2.3 Das „Warum": Religion oder Ökonomie?

Ethnien scheinen immer dann Mitglieder ihrer Gruppe beseitigt zu haben, wenn das Überleben des Volkes auf dem Spiel stand. Solche bedrohlichen Situationen waren je nach Region und Lebensstil mannigfaltig, etwa bei Wanderung, Hungersnot, Wassernot, Epidemien (besonders der Pocken und Beulenpest), bei Naturkatastrophen wie Kälte, Orkane, Vulkanausbrüche, Parasitenbefall wie Rinderpest und Insektenplage oder bei Überfällen und in Kriegszeiten. Es hat auch Fälle gegeben, bei denen das kollektive Verlassen der Alten nur infolge einer Extremsituation singulär beobachtet werden konnte, also nicht als Sitte betrachtet werden muss, so in der großen Hungersnot von 1907/1908 bei den **Chagga** in **Tansania** (Dracklé 1998, S. 193); wo also eher von einem Gerontozid gesprochen werden kann.

Bei der Frage nach dem „Warum?" des Senizids ist grundsätzlich zu beantworten, ob es sich bei dieser Sitte um ursprünglich religiöse Rituale (de Vries 1956, S. 189) oder um psycho-soziale Reaktionen auf sozio-ökonomische Lagen handelt – die dann nachträglich religiös begründet wurden. *Koty* (1934) nennt für den melanesisch-polynesischen Raum die Furcht der Angehörigen vor der göttlich-tödlichen *mana*-Gewalt eines Kranken oder Sterbenden als Ursache für den Senizid. Trotzdem wird auch in diesen Fällen eine frühe materielle Notwendigkeit zum Senizid bestanden haben. Es war von evolutionärem Vorteil, dass das Überleben der Spezies gesichert wurde. Nur in der Urhorde ist die Altentötung unwahrscheinlich. Später wurde ein verpflichtender und gleichzeitig entlastender religiöser Überbau für den Senizid geschaffen. „Es ist sehr wahrscheinlich, dass in den meisten Fällen diese Begründungen nachträgliche Rechtfertigungen einer aus der materiellen Notwendigkeit entstandenen Sitte sind" (Koty 1934, S. 350).

2.2.4 Würde, Wertschätzung und Achtung

Ob besonders alt-Alte in einer Gesellschaft marginalisiert, diskriminiert und segregiert wurden, hängt stark von ihrem Wert und weiterhin davon ab, ob sie über Privateigentum an Boden verfügen. „So findet sich keine menschliche Gesellschaft, in der die Alten Eigentumsrechte haben und sie zugleich vom Senizid bedroht würden" (Elwert 1994). Manchmal scheint die Wertschätzung aber auch davon abzuhängen, dass ausgewählte Alte noch im Jenseits eine wertvolle Leistung erbringen konnten, indem sie bei der höheren spirituellen Macht Segen für ihr Volk erwirkten.

Eine hohe moralische Wertschätzung für die moribunden Alten könnten wir generell annehmen, wenn da nicht manchmal ihre vorherige Marginalsierung oder Vernachlässigung gewesen wäre. Hier fallen kulturinterne Widersprüche auf, die den Senizid in einer bestimmten Kultur keineswegs als durchgängig moralisch „gut" bewertet sehen. Die Tötung verletzte offensichtlich doch das Mitleidsgefühl. Auch in diesen frühen Stadien der menschlichen Kulturentwicklung dürften die Spiegel-Neuronen funktioniert und das Leid der Alten signalisiert und nachfühlbar gemacht haben. Damit dann emotional und empathisch fertig zu werden, war Aufgabe der Sitte und religiösen Rituale. Nicht jeder Mensch mag wohl gleich (gut) damit fertig geworden sein.

Die zahlreichen psychisch entlastenden Rituale bei der Tötung und die manchmal berichtete scharfe Sanktionierung der wenigen ungehorsamen Opfer und Täter, zeigen, dass diese Maßnahme im Gefühlsbereich der Völker, im Stillen keineswegs immer demütig angenommen wurde, sondern im Verborgenen als schwere Last galt, die jedoch kaum möglich war, abzuschütteln.

Der beste Schutz gegen einen Senizid war zunächst eine hohe Wertschätzung des Alters, das immer seine Würde bewahrte, wie etwa bei den **Kikuyu** (Kenyatta 1978). Erklären lässt sich das vielleicht damit, dass die Kikuyus einen starken Eigentumsbegriff kannten und alle Alten bis zuletzt über den Boden für die spirituelle Verbindung zu den Ahnen verantwortlich waren. Nur Schwerstkranke wurden auch bei den Kikuyus ausgesetzt, unabhängig davon, wie alt jemand war.

2.2.5 Gingen Menschen freiwillig in den Tod?

Die Annahme, beim Senizid sei der Tod freiwillig erfolgt, überstrapaziert den schwierigen Begriff des freien Willens enorm. „Die Alten stimmten der Opferung freiwillig zu, um die Gemeinschaft zu unterstützen" (Kirchhöfer und Schröter 2014). Gesellschaften üben gegen einzelne Alte durchaus Gewalt aus, sowohl in personaler als auch in kultureller bzw. ritueller Form, der strukturellen Gewalt. Der meist fehlende Protest oder die fehlende Flucht sollte nicht dahin gedeutet werden, es habe sich hier um einen autonomen Akt gehandelt. Vielmehr war die duldende Einstellung gegen den unmenschlichen Akt bereits lange vorher in der Sozialisation von allen Mitgliedern der Ethnie internalisiert, der Todeswunsch war ebenso wie die Täterrolle introjiziert worden.

Für das Opfer, auch wenn es scheinbar freiwillig in den Tod ging, standen die Angst und der unsägliche Schmerz im Mittelpunkt. Doch „nach Aussagen der Quellen schreiten sie stets fest entschlossen zum Tod" (van Hooff 2005, S. 35). Das innere Aufbegehren, das Leid des einzelnen Opfers und die psychische Belastung des „Täters" blieben unter dem schönen Schein des Rituals verborgen. Jeder Protest gegen die rituelle Tradition wäre auch mit subtil-drakonischen Strafmaßnahmen geahndet worden, die im sozialen Tode hätten gipfeln können. Von den **Rus** wird eine Situation bei den Kinder-Tätern berichtet: „Der Senizid musste von den Kindern der Opfer ausgeführt werden, die bei Weigerung einem massiven Druck sowohl der Häuptlinge der Gemeinschaft wie auch der einfachen Mitglieder ausgesetzt waren …" (Kirchhöfer und Schröter 2014).

2.3 Senizid in Europa

In einer Landkarte, die das Vorkommen des Senizids in Europa darstellt, bleiben nach *Klaus E. Müller* (1968) nur wenige weiße Flecken: **Spanien, Ungarn** und **Finnland.** Ansonsten finden sich unzählige Belege für die Existenz der rituellen Altentötung.

2.3.1 Senizid in der Antike

Die Antike kannte den Senizid wohl ausgesprochen selten (Parkin 2003). *Anton van Hooff* (*1943) hat 1220 Suizid-Fälle mit ca. 20.000 Personen anhand von Texten oder Ikonografien wie Bildern, Grabmälern oder Gedenktafeln untersucht (Hooff 2005). In homerischer Zeit wurde das Alter hoch geachtet. Die Senioren regelten die Belange des Volkes, da ihre Lebenserfahrung eine abgewogene und zuverlässige Führung versprach. Trotzdem berichten *Herodot, Plinius* oder *Strabo* von kultureller Altentötung. Die **Hyperboreer** stürzten ihren Alten nach einem Festmahl von einem Felsen bekränzt ins Meer. Die **Troglodyten** am Roten Meer erwürgten zur Arbeit unfähige Mitglieder mit Ochsenschwänzen. Die **Kaspier** ließen ihre Siebzigjährigen verhungern. Auf der Insel **Hydra** stürzte man die Alten am Strand vom Felsen Zastas in einem Korb zu Tode (Peuckert 1962, S. 457). Von einer steilen Felswand des griechischen **Parnassos,** dem *gerontobrachos,* dem Greisenfels, warfen Söhne ihre zur Arbeit untauglichen Väter in die Tiefe der Schlucht (Sartori 1895, S. 109). Auf der Insel **Keos** bestand eine Sitte oder sogar ein Gesetz, dass alle über 60-Jährigen beiderlei Geschlechts den Schierlingsbecher trinken mussten, um ihrem Leben selbst ein Ende zu setzen.

Der römische Schriftsteller *Valerius Maximus* (um Christi Geburt) hat davon als Augenzeuge berichtet (nach: Sartori 1895, S. 109). Diese Sitte stammte nach *Strabo* aus einer verzweifelten Zeit, als die **Athener** die Insel der **Julieten** (Keos) belagert hatten und diese ihre Nahrungsmittel für die aktiven Kämpfer aufsparen mussten.

2.3.2   Senizid bei den Römern

In **Rom** wurde das Alter in alten Zeiten zwar geachtet, aber ähnlich wie in Hellas machte sich langsam die ambivalente Haltung zum Alter bemerkbar. In der römischen Volkserzählung wird eine bekannte Redewendung *„sexagenarios de ponte"* zitiert: „Sechzigjährige von der Brücke (stoßen)". Diese Redewendung wird meist auf eine alte Geschichte zurückgeführt, in der über 60-jährige Männer von der Brücke in den Tiber in den Tod gestoßen worden seien. Davon wird erstmals im 1. Jh. v. Chr. in einem später noch ergänzten Werk von *Verrius Flaccus* erzählt (Köhler 1900, S. 342). Auch der spätrömischen Historiker und Senator *Rufus Festus* (3. Jh. n. Chr.) gibt sie in seinem Geschichtsbuch weiter und wird von *Paudler* (1937) für seine Argumentation herangezogen. *Cicero,* ein Zeitgenosse von *Flaccus* und *Varro,* hat in seiner Verteidigungsrede für *Sextus Roscius* den Tiberbrückensturz bestätigt.

Dem widersprechen *Moser* (2008, S. 208 ff.) und *Parkin* (2003) und benennen eine andere, ebenfalls seit der Antike diskutierte Ätiologie der Redensart. Die Metapher sei eine Referenz an ein Wahlverfahren, wie es *Marcus Terentius Varro* beschrieben habe. Zu *Varros* Lebenszeit gab es ein Regelwerk, wie in einer öffentlichen Abstimmung auf dem Marsfeld abgestimmt werden sollte. Dabei mussten Wahlberechtigte, Männer *bis* zum 60. Lebensjahr, über einen Steg schreiten. Mischte sich ein „Alter" *über* sechzig darunter, wurde er von der Brücke geworfen.

Beide Referenz-Texte, der von *Moser* herangezogene *Varro* (die Wahlbrücke) sowie der von *Paudler* benutzte Text von *Flaccus* (der Tiberbrücke) stammen aus dem 1. Jh. v. Chr. *Moser* meint nun, *Festus* habe 300 Jahre später *Varros* Wahlbrücken-Geschichte nicht mehr gekannt und deswegen nur *Flaccus'* Tiberbrückensturz-Geschichte erzählen können – eine wenig überzeugende Argumentation. Beim fast identischen Zeitabstand müssten im 3. Jh. n. Chr. beide Geschehnisse aus dem 1. Jh. v. Chr. bekannt gewesen sein. Die ihm sicher bekannte Wahlbrücken-Geschichte von *Varro* erzählte *Festus* dagegen nicht. Er entschied sich mit dem von *Flaccus* erzählten Tiberbrückensturz für die wahrscheinlichere Version, die eine bessere Verankerung im Volk gefunden hatte.

Paudler und *Köhler* kommen berechtigter Weise zu dem Schluss, dass einst im alten Rom die Sitte geherrscht hatte, „die Greise durch Hinabstoßen von der Tiberbrücke zu töten oder vielmehr zu opfern" (Köhler 1900, S. 342).

Inedia war in der Antike bekannt. Die Römer betrachteten den Suizid *(mors voluntaria)* nicht als Sünde oder Schwäche, sondern als einen Akt der Willensstärke, sodass man später auch vom heroischen „Roman death" sprach. Unerlaubt war in Rom nur der Suizid, um die Beschlagnahme des Vermögens zu verhindern. Die häufigsten Suizid-Methoden waren: Waffen (36 %), Erhängen (17 %), Sturz (15 %) und Gift (8,6 %). An letzter Stelle erschien das Einstellen jeder festen oder flüssigen Nahrungsaufnahme *(inedia)* mit 7,5 % (Hooff 2005).

2.3.3 Senizid bei den Germanen

Germanische Menschenopfer, Witwentötungen und Kindesaussetzungen dürfen im vaterrechtlichen Gesellschaftssystem als gesichert betrachtet werden. Allein diese Tatsache ins ein Hinweis darauf, dass es unter bestimmten kulturellen Bedingungen grundsätzlich nicht unwahrscheinlich ist, wenn auch Alte im Tod geopfert wurden bzw. sich selbst geopfert haben. *Wilhelm Grimm* listet mehrere Beispiele von Altentötung im vorchristlichen Deutschland auf. *Saxo, Phillipotts* und *Koty* zeigen, dass die Germanen es ihren Söhnen erlaubten „altersschwachen Eltern auszusetzen und dem Hungertode preiszugeben" und dies „ziemlich verbreitet" war (Koty 1934, S. 190). *Johannes Chrysostomos* erwähnt im 4. Jh. in einer Pfingstpredigt, dass vordem die **Goten** „ihre Väter töteten" (Ranke 1973). Davon berichtete auch der spätantike Historiker *Procopius von Caesarea.*

Bei den germanischen Völkern **Skandinaviens** ließen sich alte oder kranke Männer, die nicht mehr in den Krieg zu ziehen vermochten, mit einem Speer verwunden, um sich so „Odin hinzugeben". Sie erkauften sich mit ihrem Blut die ewigen Freuden Walhallas. *Saxo Grammaticus* berichtet in seinen „*Gesta Danorum*", dass infolge einer Hungersnot durch Volksentscheid bestimmt wurde, ob Kinder und Alte erschlagen sowie Kranke und Schwache aus dem Land gejagt werden sollten (Ranke 1973). In der Reykdœla-Saga schlägt in einem überharten Winter ein Gote vor, die neugeborenen Kinder und Alten totzuschlagen.

In **Schweden** finden wir bis auf den heutigen Tag mehrfach „*Ättestupa*" (Clan-Klippen). Der Volkserzählung nach hatten sich in grauer Vorzeit alte, nutzlose Clanmitglieder von diesen Klippen in den Tod gestürzt oder waren gestoßen worden. Im 10. Jh. wird aus **Island** berichtet, dass es während einer Hungersnot zu Senizid und Invalidizid gekommen sei (Simpson 1987, S. 40). *Ranke* (1973) berichtet vom Gulathingbok (Gulathing-Gesetzbuch) der **Norweger** aus dem

9. Jh. Dort wird die Vital-Inhumation für verarmte Freigelassene, sog. *grafgangs menn,* kanonisiert, um sich „unnütze Fresser vom Halse" zu schaffen. Dieses Verfahren war also wohl nicht allgemein üblich und galt nicht für Freie. Die ostgermanischen **Heruler** lebten einen Kontinuitätsglauben. Nach *Procopius* ließen sie ihre kranken Alten durch Nicht-Verwandte auf einem Holzstoß mit einem Dolch erstechen und anzünden.

Um Kiew lebten vor 1000 Jahren die „heidnischen" **Kiewer Rus** (auch: **Waräger**), ein slawisch-germanisches Mischvolk. Sie kannte den Senizid nur in einer frühen Phase bis zur Christianisierung. Im Reisebericht *Ahmad ibn Fadlāns* aus dem Jahr 922 n. Chr. über die Reise einer arabischen Gesandtschaft von **Bagdad** zu den Rus findet der Senizid Erwähnung. Die Kinder der Opfer setzen die Alten, die dem Ritual wohl zugestimmt haben mussten, im Winter in der Steppe aus, im Sommer wurden sie im Wasser oder im Moor ertränkt (Korotkykh 2012).

2.3.4　Senizid im Mittelalter

In vielen Teilen Südosteuropas finden sich Volkserzählungen vom Senizid und dessen Überwindung. Volkskundler haben in **Serbokroatien** und **Bulgarien** dutzende Varianten gesammelt (Krauss 2002). In einer Volkssage aus der **Schweiz** wird ein Senizid bei den Zwergen erzählt. *Haupt* (1863) zitiert ein Rituallied, das den Senizid bei den **wendischen Sorben** zum Inhalt hat: Alte werden durch Steinwürfe „zum Schlafen" gebracht.

In **Alt-Preußen** und **Litauen,** dem „Locus classicus schlechter Behandlung alter Leute bis ins 20. Jh. herein" (Paudler 1936, S. 38), treffen wir auf eine ausgedehnte Sitte des Senizids. „Für die **baltischen** Völker wird bei den alten **Preußen** ebenfalls die freiwillige Selbsttötung der Alten belegt" (Rosenthal 1974, S. 17) oder man hing „den Alten auf oder erstickte ihn" (Peuckert 1962, S. 457).

In **Holstein** wird von **Zigeunern** berichtet, die ihre gehunfähigen Alten im Wasser ertränkt und dazu „Duuk ünner, duuk ünner, de Welt is di gramm" gesungen hätten. Ein alter Mann aus Steinfurt in Nähe von **Münster** berichtete dem Geschichtensammler *Kuhn* (1859), dass die Heiden in alten Zeiten ihre Alten getötet und zerhackt in Töpfen begraben hätten.

Ein etymologischer Hinweis kommt von dem Arzt *Max Höfler* (1848–1914). Danach habe das hochgiftige *Bilsenkraut (Hyoscyamus)* mit seinem Vulgärname „Altsitzerkraut" zunächst eine halluzinogene und aphrodisierender Wirkung gehabt, war deshalb in Bier (Pils!) und Badehaus sehr beliebt. In Hypermedikation benutzten es unseren Altvordern dagegen auch zum Senizid, genauso das „Altsitzer-Pulver", das aus Arsenik und dem *Krainer Tollkraut (Scopolia carniolica)* gewonnen wurde (Paudler 1936, S. 39).

2.4 Nachweise für den Senizid

Wenn es gelingt, für den Senizid auch nur in *einer* Ethnie der Welt harte Belege oder Beweise zu finden, dann dürfte gesichert sein, dass Formen des Senizid in der Menschheitsgeschichte grundsätzlich existiert haben. Wenn es weiterhin gelingt, dies in *einigen weit auseinanderliegenden* Ethnien nachzuweisen, dann dürfte die Wahrscheinlichkeit groß sein, dass wir es beim Senizid mit einer kulturanthropologischen Konstanten zu tun haben, die zwar global aber nicht ubiquitär im Weltgeschehen auftaucht. Ziehen wir die Tatsache von Menschenopfern in verschiedenen Kulturen dieser Welt mit heran, dann ist es glaubwürdig, dass frühere Zeiten durchaus die Beseitigung von Menschen kannten. Warum dann nicht auch von Alten, wie es viele Befunde und Berichte erzählen. Aus der **Ukraine** liegt einer der wenigen konkreten Belege für den aktiven Senizid vor. Eine *Augenzeugin* der alten Sitte, die 1787 geborene Frau Litvinov, erzählt, dass sie als junges Mädchen selbst einer Altentötung beigewohnt habe (Paudler 1936, S. 29).

2.4.1 Keulen – ein Instrument der Altentötung

Tatsächlich existieren Keulen, mit denen Alte erschlagen wurden, in Norddeutschland (besonders in **Sachsen** und **Schlesien**), **Skandinavien, Sardinien, England** und in der **Bretagne.** Der römische Rhetoriker *Älian* hatte schon berichtet, dass in **Sardinien** unwürdige gebrechliche Alte mit Keulen erschlagen würden. Keulen hingen auch bis ins 19. Jh. hinein an Stadttoren von z. B. Wien, Waldenburg, Nürnberg, Crossen oder Frankfurt a. d. O. oder wurden als Familienkeulen auf Höfen und in Kirchen aufbewahrt. In **Jüterbogk, Müncheberg** und **Guben** waren sie an den Stadttoren noch bis ins 20. Jhd. hinein zu sehen. In **Osnabrück** hatte neben der Keule die folgende Inschrift am Stadttor geprangt:

De siner Kindern gift das Brout und lüd sülens naut, den sallne slaun mit der Kusen daut!	Wer seinen Kindern gibt das Brot und leidet selber Not, Den soll man schlagen mit der Keule tot.

Der Spruch ist der Erzählung „Der Schlägel" von *Rüdiger von Hünchhover* aus dem 13 Jh. entnommen[3]. Offensichtlich soll der Elternteil, der seinen Kindern bei Hungersnot Brot gibt, selbst mit der Keule erschlagen werden – in Osnabrück am

---

[3]Georg Büchmann: Geflügelte Worte.

Stadttor naheliegend wohl mit dem dort dargestellten Gerät. Gelegentlich werden diese Keulen auch als „Speckseite", dem Preis für einen wahren Mann im Haus, gedeutet oder als Rechtszeichen, dem Roland vergleichbar.

Aus **Weißrussland** liegt eine Erzählung vor, die sich um 1735 zugetragen haben muss. Ein Großvater habe auf den Knien vor seinem Sohn, eine Keule in der Hand, erfolgreich um sein Leben gefleht. In **Schweden** bewahrte man bis zum 16. Jh. in Kirchen „Familienkeulen" *(ätta-klubbor) auf,* mit denen Alte von ihren Anverwandten in einem feierlichen Ritual getötet worden seien (Sartori 1895, S. 130; Odén 1996). Der schwedische Literatur-Nobelpreisträger von 1916, *Carl Gustav Verner von Heidenstamm,* wurde beim Sterben des eigenen Vaters mit der uralten Sterbetradition seiner Heimat konfrontiert. Der Vater bittet ihn vergeblich um den Keulenschlag, weil – wie der Sohn sagt – „in unseren Tagen die Hand des guten Sohnes allzu weich sein und zittern würde" (Heidenstamm 1948, S. 168).

2.4.2 Obasute in Japan

Im archaischen **Japan** scheint nach literarischen Quellen ein Brauch des Senizids existiert zu haben: der Obasute, in Deutsch verschliffen gesprochen: „Obas'te", was bedeutet: „Die Tante/alte Frau/Oma aussetzen, wegwerfen". Das für Japan „Undenkbare" dürfte von außen in das mittelalterliche buddhistisch-stoische Menschenbild eingeflossen sein, von China, Korea und Indien (Campbell 1993, S. 1121).

Die frühsten Erzählungen reichen ins 10. Jhd. zurück. In vielen Gedichten, Erzählungen, Nō-Theaterstücken, Mangas oder Koans[4] wird darauf Bezug genommen. Im *Konjaku monogatari* berichtet eine Erzählung vom passiven Senizid, vom Verlöschen einer alten Frau, die aus dem Haus geht und – adrett zurechtgemacht – auf ihrer Matte im Schatten eines Grabes würdig einschlummert. Ein solches Weggehen der Alten knapp vor ihrem Tod, stellt „durchaus eine mögliche Tradition" dar (Formanek 1994, S. 225).

Der Kern der Volkserzählungen über den aktiven Senizid, meist die Aussetzung, bleibt äußert karg und immer derselbe: ein alter Mensch wird von einem Verwandten auf einen Berg zum Sterben getragen. Das Aussetzen der alten Menschen durch den Sohn oder Enkel auf dem Berg war also ein vertrautes japanisches Narrativ, das *Shichirō Fukazawa* 1956 in einem Song und in seiner

---

[4]Im Zen-Buddhismus eine Test-Frage.

Erzählung „Die Ballade von Narayama" (1957) bearbeitete. „The Ballad of Narayama" wurde in der Folge unter dem gleichen Titel zweimal in Japan verfilmt.

In Japan tauchen insgesamt fünf Berge und eine Bahnstation gleichen Namens auf, weit verstreut über das ganze Land, etwa der Obasuteyama, ein 1252 m hoher Berg in der Provinz Nagano. Ehe indirekt finden sich deutliche Hinweise zur Historizität des Senizids. So liegen drei Dokumente gegen eine ganz ähnliche Sitte vor, die der *Kranken*-Aussetzung (Formanek 1994, S. 288). Man schaffte in der Heian-Zeit (etwa 800 bis 1200 n. Chr.) Kranke und Sterbende aus Furcht vor der Verunreinigung aus dem Haus und setzte sie irgendwo aus. Und auch in der Literatur taucht die Aussetzung von *jungen* Kranken auf, etwa in *Konjaku monogatari*. Dagegen wurde ein Dekret erlassen. Offensichtlich waren die Behörden an der Leistungs- und Arbeitskraft er *jungen* Erkrankten interessiert. Diesen Schutz hatten die Alten und oft Kranken nicht; eine eigene Verordnung war somit überflüssig.

Es ist wohl so, dass die Obasute-Legenden die tatsächliche, in grauer Vorzeit liegende Vergangenheit erzählen. Damit ist Japan im Weltmaßstab in bester Gesellschaft. „So könnte man vielleicht (...) Altenaussetzungen zwar als historische Tatsache betrachten, von der wohl vorrangig die besonders Bresthaften[5] und jene Alten, die keine direkten Nachkommen hatten, betroffen waren, nicht aber als allgemein verbreiteter Brauch, dem die meisten Alten zum Opfer gefallen wären" (1994 S. 228). Trotzdem war die japanische Volkskunde „seit langem bemüht, hinter diesen und ähnlichen Sagen, die das Aussetzen alter Menschen zum Inhalt haben, eine andere Bedeutung zu entdecken, die das Land von dem Makel befreien sollte, ein solcher Brauch könnte jemals existiert haben" (Formanek 1994, S. 221).

2.4.3   Lapot in Serbien

Der Brauch des Senizids wird in Serbien Lapot genannt, gesprochen Làpot. Dieser Begriff ist kein bodenständiger serbokroatischer Begriff, sondern hat skandinavischen Ursprung. Die Sitte des Senizids ist gleichfall keine typisch serbokroatische Sitte, sonder beruht auf der Übernahme von vorslawische und vorgermanische Stämme der dort im Altertum ansässigen **Thraker** bzw. Triballer. Die **Triballer** werden schon von *Herodot* erwähnt, speziell ihre Nordgruppe, die

---

[5]Süddeutsch und österreichisch: Gebrechlich, körperlich behindert.

Geten, die einem unbedingten Kontinuitätsglauben anhingen. Auch die Angst vor dem „Strohtod" im Bett machte sie zu selbstlosen Kämpfern und furchtlos vor einem Suizids. *Aristoteles* sagt von ihnen, dass es bei ihnen „recht ist, den Vater zu opfern". Bei *Sidonius Apollinaris* ist in einem Brief an den weströmischen *Kaiser Anthemius* von einer „Greisenselbstmordsitte" die Rede. Die Herkunft des Senizid in Serbien wird im militärischen Bereich gesucht. Nach der Eroberung des Landes durch die römischen Truppen mussten alle Männer über 50 Jahre als militärisch wertlos von den eigenen Leuten getötet werden *Georgevich* (1918).

Der Volkserzählung nach wurde beim Lapot das Opfer durch einen Knüppel, einen Rammklotz oder eine Axt von Familienangehörigen getötet, wobei zumindest in der Gegend von Zaječar das ganze Dorf an dem Ritualmord teilnahm. Gelegentlich wurde danach dem Toten Mais*brei* über den Kopf gegossen. Eine Sitte aus dem Gebiet nördlich des Ochrid-Sees hat wohl die gleiche Funktion: vor dem Axtschlag wurde ein Brot auf den Kopf gelegt. Damit „war das Brot schuld" (Paudler 1937, S. 15). Aus dieser Gegend sind auch Redewendungen bekannt, die auf die Altentötungssitte Bezug nehmen.

Im Nordosten Serbiens mit rumänischer Bevölkerung wird berichtet, dass hinfälligen Alten dort bis ins 19. Jh. hinein gewöhnlich mit einer Pflugschar der Kopf abgeschlagen wurde. Im Grenzgebiet zwischen **Bosnien** und **Herzegowina** wurden alte Männer und Frauen mit ihrem Einverständnis öffentlich vergiftet (Paudler 1936, S. 43). Im südlichen Küstenhinterland von **Kroatien** wurde statt der Axt oft ein Rammbock benutzt. Im östlichen Hochland von **Serbien** wurde der Senizid häufiger praktiziert, um sich von den finanziellen Bürden durch alte Familienmitgliedern wie den Eltern zu entlasten.

Wo ältere serbische Anthropologen wie *Trojanović* noch von der Existenz des Senizids ausgehen, deutet *Jovanović* (1999) den Lapot als einen Mythos mit einer psychologischen Abschreckungsfunktion für die Jugend. *Trebješanin* (2000) dagegen hält *Jovanovićs* Thesen für kaum widerlegbar, aber auch nicht für beweisbar. Wenn die serbischen Erzählungen von der Altentötung und deren Überwindung tatsächlich nur der Abschreckung der Jungen gedient hätten, dann müsste diese sozialpsychologische Figur wohl auch auf alle anderen Völker des Globus' zutreffen. Allerdings kennen nicht alle Völker solche Abschaffungs-Erzählungen, etwa die **Perser, Finnen** oder **Juden.** Offenbar bestand zumindest bei diesen Völker keinerlei Notwendigkeit, vor dem Senizid zu warnen, weil es ihn dort nie gab. Wo aber gewarnt wird, muss es auch einen Grund gegeben haben.

Ähnlich wie in Japan hat das Thema Senizid einige Publikationen und Filme hervorgebracht. So etwa veröffentlichte *Živojin Pavlović* 1992 den Roman „Lapot" und gewann damit im gleichen Jahr den serbischen Literaturpreis NIN.

Als die serbische Regierung 2004 beabsichtigte ein Gesetz zu verabschieden, das die freie Verfügung über lebensverlängernde Medikamente für über 60-Jährige einzuschränken gedachte, wurde das in den Medien als „Lapot" gebrandmarkt.

2.4.4 Kamitok bei Eskimos

Bei den eskimotischen Völkern im Polargebiet der Arktis, weitverzweigt über die Regionen **Grönlands,** der **USA, Kanadas** und **Russlands,** ist der Senizid weitverbreitet. Die östlichen Völker auf **Grönland** und in Nord-Kanada werden als **Inuit,** die westlichen von **Nord-Alaska** bis **Sibirien** als **Yupik** bezeichnet. Für das Vorkommen des Senizid war oft der Siedlungsraum entscheidend. Die unter besseren klimatischen Bedingungen lebenden Inland-Völker wie die **Ihalmiut** oder **Yuit** im Süd-Westen von Alaska kannten keinen oder ganz selten Senizid. Der letzte gerichtsbekannte Fall ereignete sich 1939.

Die Ursache für das Todes-Ritual dürfte darin zu suchen sein, dass das Überleben der Clans im arktischen Klima ständig davon abhing, über starke Jäger zu verfügen und diesen und den gebärfähigen Frauen bevorzugt die knappe Nahrung zukommen lassen zu müssen. In Notzeiten ernährte sich der Clan nahezu von allem, was irgendwie essbar war: Die in Stücke gehackten Zeltstangen wurden zur Suppe gekocht und sämtliche Stoff- und Lederkleidung wurde gekaut.

Das Volk der **Tschuktschen** in Sibirien nannte das festliche, aber tödliche Ritual der Altentötung „Kamitok". Gegen Ende des Festes traten zwei an den Todeskandidaten heran und erdrosselten das Opfer mithilfe eines Seehundknochens. Auch bei den verwandten **Jakuten** war Senizid bekannt. Bei den **Inuit** wurden bevorzugt gewaltsame Methoden gewählt, weil nur diese Todesarten den verstorben und gereinigten Seelen den raschen Übergang ins „Glückliche Land", nach *Qudlivun,* garantieren würden.

Der Glaube herrschte allerdings nicht bei allen Eskimo-Gruppen vor (Boas 1888). Von den **Amassalik-Inuit** wird berichtet, dass dort Eltern zum freiwilligen Tod im Schnee überredet wurden, mit einem Kajak auf Meer hinausgetrieben oder auf einer Eisscholle zurückgelassen worden seien (Glascock 1982). Die alten **Inuk** waren meist verstoßen bzw. ausgesetzt worden, wenn auch grundsätzlich die Männer das Recht hatten, ihre „belastenden" Eltern durch Erdrosselung oder Erstechen zu töten. Oft baten die Alten selbst um ihren Tod; die **Iglulik** kannten sogar ein ganzes Bettel-Ritual um den eigenen Tod (Wendell 1999).

Manchmal wurden die Alten auf eigenen Wunsch in den aufgelassenen Camps z. B. in einem verschlossenen Iglu zurückgelassen. Konnten die Zurückgelassenen oder Ausgesetzten den Weg zum Clan allein zurückfinden, was ziemlich unwahrscheinlich war, nahm man sie aber wieder auf. Hatte der Clan überraschend wieder Nahrung gefunden, machte man sich auch auf die Suche nach den ausgesetzten Alten.

Der Senizid selbst verschwand erst Mitte des 20. Jh., als die eskimotischen Ethnien aus ihren Camps in festen Siedlungen sesshaft wurden und zum Christentum übertraten. In ihrem Roman „Zwei alte Frauen" (2005) beschreibt die Inuit *Velma Wallis* (*1960), wie sich zwei alte **Inuit**-Frauen sehr erfolgreich gegen die Tradition des Senizid wenden.

2.4.5   Thalaikoothal in Tamil Nadu (Indien)

Aus Indien wird schon sehr früh vom passiven Senizid berichtet, allerdings ohne genauere Ortsangabe; *Sartori* zitiert hierzu den römischen Kosmografen *Pomponius Mela* aus dem 1. Jh. nach Chr. Die Weisen hätten sich in der Einsamkeit freudig selbst verbrannt. Nach dem alten Buch *Manusmriti* soll ein Brahmane, „wenn seine Muskeln schlaff und seine Haare grau werden" (Sartori 1895, S. 109), im Wald als büßender Einsiedler leben. Seine Nahrung soll er stetig vermindern und nur von Wasser und Luft leben, bis er seinen Tod durch Inedia findet.

Im indischen Distrikt von **Tamil Nadu** wird heute noch ein tiefverwurzelter Brauch des aktiven Senizids, das sog. **Thalaikoothal** (thalai = Kopf; koothal = ein Bad geben) praktiziert. Dabei wird dem Todgeweihten früh am Morgen ein ausgedehntes Ölbad zubereitet. Die dazu in Mengen getrunkene frische Kokosmilch verursacht ein dramatisches Sinken der Körpertemperatur, Nierenversagen und den Tod in ein bis zwei Tagen. Es wird berichtet, dass Todgeweihte vorher von den Familien informiert werden, aber auch, dass einige fliehen[6].

Die junge indische Journalistin *Pramila Krishnan* ging 2010 den Gerüchten durch investigativen Journalismus nach. Ihre Arbeit führte zur Einrichtung eines Nottelefons, Selbsthilfegruppen und medizinische Dokumentation von verdächtigen Todesfällen. In mehreren indischen TV-Sendungen[7] bestätigen ältere Dörfler, teils sogar Täter, den Vorgang des Thalaikoothal ganz selbstverständlich. Sie sprechen auch davon, dass oft eine Injektion verabreicht[8] würde, manchmal sogar

---

[6]https://thelogicalindian.com/story-feed/exclusive/thalaikoothal-a-death-ritual-to-kill-elders/.

[7]https://www.youtube.com/watch?v=ohPIthH5alc.

[8]https://www.youtube.com/watch?v=9stKTmJc7-0 (Interview mit Pramila Krishnan und englischen Untertiteln).

mit Unterstützung von Krankenhauspersonal[9]. Statt des tödlichen Bades käme heute vermehrt Gift zum Töten von Schlangen oder Schweinen zum Einsatz. *Sellamuthu* von der Gandhigram University in Dindigul, Indien, legte 2016 Vorarbeiten zu einem außergewöhnlich seltenen empirischen Beleg für den Senizid vor[10].

2.5   Die Überwindung des Senizids

Polívka fragte in seinem Aufsatz: „Seit welcher Zeit werden die Greise nicht mehr getötet?" (Polívka 1898). In den Mythen, Märchen und Volkssagen der Völker ist die Überwindung oder Abschaffung des Senizids ebenso präsent wie der Senizid selbst. Eine solche Überwindung gilt für die meisten Kulturen. Vier Gründe werden in den Volkserzählungen dafür genannt.

1. **Weisheits- und Rettung:** Oft schickt ein König ein Rätsel oder ein König muss selbst ein Rätsel lösen, dessen Lösung nur durch die von widerständigen Söhnen heimlich oft im Keller versteckten Alten gelingt. Daraufhin erkennt das Volk immer freudig die Weisheit des Alters an und schafft den Senizid für immer ab.
2. **Enkelmahnung:** der Vater wird durch seinen eigenen Sohn, den Enkel, ermahnt und gibt den Senizid am Großvater auf, wie etwa in den mittelhochdeutschen „Kotzemaeren"[11], in den Predigtmärchen oder in der Grimmschen Erzählung „Der alte Großvater und der Enkel".
3. **Vaterwort:** Der Senizid fand der Erzählung nach ein Ende, wenn ein Alter, der im Begriff stand, vom Sohn getötet zu werden, die richtigen – manchmal trickreichen – Worte fand, ihn gefühlsmäßig zu berühren und umzustimmen.
4. **Humane Wende:** Manchmal scheint in den Erzählungen auch christliches oder buddhistisches Ethos auf. Aus **Japan** kommt die Sarashina-Erzählung, in der der Neffe die geplante Tat bereut, die Tante rettet und noch ein kleines Gedicht auf den Mond schreibt. Auch in einem **mazedonischen** Märchen erkennt der Sohn, dass es sündhaft und unmoralisch ist, diejenige Person zu töten, die einen aufzog.

---

[9]https://www.youtube.com/watch?v=xiOQ_o4uWjU.

[10]https://isaconf.confex.com/isaconf/forum2016/webprogram/Paper72.957.html.

[11]Kotze = Decke.

Senizid heute

3

3.1 Eine Befragung von Pflegekräften

Wie *Doreen Pappritz* (2014) in einer pflegewissenschaftlichen, nichtrepräsentative Online-Umfrage über die Plattform q-set.de im März 2014 mit 51 geriatrischen Pflegekräften in Pflegeheim, Hospiz und Ambulantem Dienst, davon 3 aus Österreich, zeigen konnte, scheiden alte Menschen bereits heute und in großer Anzahl still aus dem Leben.

51 TeilnehmerInnen haben den Bogen vollständig ausgefüllt. Keinerlei Erfahrung mit dem Stillen Sterben hatte 5 (= 10 %) TeilnehmerInnen. Bei der genaueren Nachfrage, die zwischen Inedia/Verlöschen und Aufgeben/Tod durch Vorstellungskraft (Psychogener Tod) unterschied, ergab sich, dass die Pflegekräfte bei allen von ihnen erlebten Sterbefälle als Todesurache in 10,5 % von Inedia und bei 3,9 % von einem Psychogenen Tod (etwa 15 % Stiller Tod) ausgingen.

Bei 80,5 Mio. Einwohnern hatte Deutschland 2012 etwa 870.000 Sterbefälle. Für das Jahr 2003 liegt eine genaue Berechnung vor[1]: Von den 853.946 Sterbefällen waren 693.532 (= 81,3 %) Rentner über 65 Jahren. Von diesen rund 700.000 Rentnern werden etwa 16 % (= 112.000) in Heim und Ambulantem Dienst betreut. Wenn von diesen 112.000 Fremdbetreuten 15 % (= 16.800) am Stillen Tod starben, ließe sich für die Anzahl aller verstorbenen Rentner sagen, dass es insgesamt 2,4 % waren. Nicht eingerechnet sind hier die Privathaushalte. Hier dürfte die Dunkelziffer weitaus höher liegen. Wenn wir die Daten der Befragung 1:1 hochrechnen, sterben in Deutschland jährlich mindestens 15 % (= 105.000) aller Rentner durch Senizid.

---

[1]Destatis: BEVÖLKERUNG UND ERWERBSTÄTIGKEIT: Gestorbene nach Alters- und Geburtsjahren. Fachserie 1/Reihe 1.S. 3.

© Springer Fachmedien Wiesbaden GmbH, ein Teil von Springer Nature 2018
R. Pousset, *Senizid und Altentötung*, essentials,
https://doi.org/10.1007/978-3-658-20878-3_3

3.2   Opfer-Tod

3.2.1   Aktiver Opfertod im Alter – Suizid

Beim aktiven Opfer-Tod von Senioren werden dieselben Methoden gewählt, die auch der aktive Suizid kennt, nur ist das Motiv jetzt *altruistisch:* etwa Erhängen, In-die-Tiefe-springen, Tabletten, Gift, Erschießen, Entleiben oder In-die Luft-Sprengen. Im Alter wirken wichtige Motive für den Suizid: Depressivität, mangelnde Selbstachtung und Hoffnungslosigkeit. Ob Suizid eine Folge von Depression, also eine psychiatrische Krankheit ist oder eine freie Entscheidung des Menschen, dürfe wesentlich dafür verantwortlich sein, wie er bewertet wird. Ebenso, welche religiöse Bindung dem Urteil zugrunde liegt.

Der aktive Opfertod wird gesucht aufgrund von sozialem Druck, aus Tradition, Über-Identifikation oder Scham. Arten des altruistischen unnatürlichen Sterbens aus Scham und Verzweiflung können im Alter als eine Form des Suizids erscheinen, etwa wenn sich ein Senior erschießt, weil die Pflegekosten das für die Kinder bestimmte Erbe aufzufressen drohen. Es handelt sich hier aber vielleicht um einen aktiven Opfertod, also einen Senizid. Auch Gewalterfahrung, meist durch Überforderung der Pflegenden, in Heim und Familie, kann als Reaktion zum Opfer-Tod führen (Schimany und Hörl 2004).

3.2.2   Passiver Opfer-Tod – Verlöschen

Wir viele Befunde der Ethnologie zeigen, fanden überall auf der Welt Menschen einen Weg, passiv und still aus dem Leben zu scheiden. So konnten sie in die Savanne gehen, um sich wie die **Maassai** zum Sterben hinzulegen oder wie bei den **Cheyennen** auf einen Berg. *Ego* ist aufgrund seiner kulturellen Einbindung und Introjektion des Todeswunsches bereit, nach der als richtig erachteten Norm zu sterben. Er wehrt sich nicht, wenn *alter* über ihn entscheidet und *ego* ihn z. B. in einer Hütte verlässt oder isoliert in einem Altenpflegeheim gegen seinen Willen „aussetzt", ihn also in den Zustand des „sozialen Todes" bringt und ihn dort opfert.

Das autonome Sterbe- oder Todesfasten war im indischen Glauben des friedvollen **Jainismus** bei Mönchen bekannt. Ein sehr frühes Zeugnis von autonomer Inedia findet sich bereits bei *Seneca*. In Deutschland wird die autonome Inedia z. B. vom Humanistischen Verband gefördert und schon früh von Medizinern wie *Hartmut Klähn* oder *Michael De Ridder* (2010) begleitet. Für jüngere Menschen ist Inedia aus physiologischen Gründen nicht empfehlenswert. Das Thema hat mehrere Internetseiten anzubieten[2].

Heute hat sich bei uns eher die Form des Verlöschens verbreitet. Unter Verlöschen sei der Vorgang des Sterbens von alten Menschen durch Inedia verstanden, der – anders als das im Verlauf identische Sterbefasten – nur scheinbar autonom und freiwillig, sondern eher *reaktiv* auf die aktuelle Gesamtsituation des „sozialen Todes" erfolgt. Beim Verlöschen führt *ego* die Alten-Autothanasie an sich selbst passiv durch, um Leiden anderer Personen (Familie, Clan) zu beenden oder (vorauseilend) fremde Wünsche oder Traditionen zu erfüllen. Neben Inedia tritt gelegentlich auch anderes selbstschädigendes und letztlich den Tod unterstützendes Verhalten auf, wie das Sitzen im dünnen Nachthemd in der Kälte.

Beim Verlöschen liegt keine echte Freiwilligkeit, sondern eher die ermüdete, verzweifelte oder hoffnungslose Erkenntnis: „Ich werde nicht mehr gebraucht, bin überflüssig – da gehe ich lieber!" Alte Menschen sind betroffen, die *alter* „nicht mehr zur Last" fallen wollen und sich einen natürlichen und gewaltfreien Weg suchen. Es werden also keine „harten" Methoden angewendet, sondern stille oder natürliche. Wichtiges ärztliches Entscheidungskriterium für eine mögliche Unterstützung dürfte hier die Frage der Freiwilligkeit oder einer möglichen Depression sein.

Der Opfertod kann auch passiv von Kindern und demenziell Erkrankten, auch im Frühstadium beschritten werden. Sie haben oft eine eigentümliche „Wahrheitswitterung", die sie den für sie richtigen Sterbeweg finden lässt. In der Befragung gab 1/3 des Pflegepersonals an, die Patienten beim Stillen Tod gewähren zu lassen; zu verhindern suchte es niemand. Die diffizile Frage der künstlichen Ernährung von Dementen, eventuell bei ablehnender Patientenverfügung, wird heute höchst kontrovers diskutiert (Walther 2014).

Aus Berichten von Überlebenden, die z. B. in der Wüste am Verdursten waren, wissen wir, dass sie in einen euphorischen Zustand überglitten, evtl. begleitet von schönen Träumen. Verursacht wird dies durch die Bildung von Ketonen im Hungerstoffwechsel, wodurch das Opioid-System im Gehirn stimuliert wird. Dies führt auch zu weitgehender Schmerzfreiheit und zunächst wachen Bewusstheit. Je älter Menschen sind, desto leichter können sie auf Trinken verzichten. Menschen „verdursten" nicht qualvoll, auch wenn sie nicht trinken. Das Durstempfinden wird nicht über den Magen gesteuert, sondern über die ausgetrocknete Mundschleimhaut.

---

[2]www.sterbefasten.de – www.sterbefasten.com.

Also kann dem Durstgefühl durch gute Mundpflege, Wasserzerstäuber, künstlichem Schleim oder „Eis-Lollys" begegnet werden. Die Verminderung der Sekretion in Magen und Bronchien führt zu weniger Absaugen, Husten oder Erbrechen. Die Harnabfuhr sinkt, was weniger Pflege oder einen Urinkatheter nach sich zieht. Langsam gleitet der Mensch über Schläfrigkeit in ein Koma über; manchmal tritt aber die Bewusstlosigkeit überhaupt nicht auf. Zum Ende hin kann es auch zu Verwirrung oder Unruhe kommen. Der Moribunde stirbt infolge der Dehydrierung (= Entwässerung) an Exsikkose (Austrocknung, ICD E86) bzw. Kachexie (Abmagerung, ICD R64), d. h. durch eine extreme Austrocknung und Abmagerung bei einem BMI – dem Body-Mass-Index – von unter 18; der Herzschlag setzt aus.

Der Prozess dauert zwischen ein und drei Wochen, wenn nicht Phasen der Erholung dazwischenkommen – z. B. durch Zufuhr von Wasser. In einer Studie von *Ganzini* (2003) wird die Dauer des Verlöschens bzw. Sterbefastens genauer bestimmt: Nach 15 Tagen waren noch 15 % der Patienten am Leben. Diese langsame Form des Sterbens ermöglicht – noch lange in Tatherrschaft – ein Überdenken und eine Rückkehr zum Leben, anders als etwa ein Suizid oder auch ein aktiver Opfertod.

Beim Opfertod geht es um ein natürliches, gewaltloses Sterben, also um keine Tötung. Der Mensch nimmt sich nicht das Leben, sondern hört durch eine spezifische Unterlassung auf, seinen Körper mit Brennstoff und Flüssigkeit zu versorgen. Das entspricht exakt dem, wenn laufende Medikamente weggelassen werden oder eine Maschine ab- bzw. nicht angestellt wird. Tod wird nicht *hergestellt*, sondern *zugelassen*, vielleicht im Vertrauen auf eine höhere, göttliche Gerechtigkeit. Nicht der Tod wird verursacht oder beschleunigt, sondern das Sterben. Der Mensch stirbt eines natürlichen Todes. Eine solche Autothanasie sollte nicht als Suizid, sondern als *natürliche Sterbebeschleunigung* oder „Stiller Tod" bezeichnet werden, was rechtlich, aber auch moralisch einen großen Unterschied macht. Beim Verlöschen auf Druck von außen kann für den Arzt die Frage nach der Garantenpflicht und der Zwangsernährung aufkommen.

In den **Niederlanden** wird für Verlöschen der Begriff „Versterving" verwendet, der eine negative Konnotation (etwa: demütigend, kränkend) trägt und schwerpunktmäßig mit der Vorstellung der Kachexie bzw. der Dehydrierung von alten Menschen gekoppelt ist. In einer Befragung von, Ärzten, Pflegepersonal und Angehörigen kommt *Chabot* 2007 in etwa 100 Fällen zu dem Ergebnis, dass in den Niederlanden Versterving etwa 2 % (= 2500) aller Todesfälle ausmache. 2010 stieg die Zahl auf 2800 Fälle an. Damit erreicht diese stille Todesart in den

Niederlanden fast die Anzahl der assistierten Suizide (2,8 %) und deckt sich gut mit unseren eigenen Zahlen.

Nach den Studien von (Harvath 2004) und *Ganzini* (2003) akzeptieren Inedia mehr Krankenpflegepersonal und Sozialarbeiter als den „physician assisted suicide" (PAS) und bewerten ihn als sehr guten Tod. Diesen Prozess der Selbstbestimmung des Individuums zu erleben, ist trotzdem für viele nur schwer oder gar nicht zu ertragen. *Jörg-Dietrich Hoppe,* der ehemalige Vorsitzende der Bundesärztekammer sagt in einem SPIEGEL-Interview, Heft 29/2010, über das Verlöschen: „Auf diese Weise ist auch meine Schwiegermutter gestorben. (…) Ich habe gesagt, wenn sie nicht mehr will, dann müssen wir das respektieren".

3.2.3 Psychogener Tod

Bei Menschen jeden Alters kann in Extremsituationen ein Aufgeben oder ein „gebrochener Lebenswille" mit Todesfolge ohne direkte medizinische Ursachen wie Störungen oder Krankheiten beobachtet werden. *Émile Durkheim* hat diese Todesart als fatalistischen Suizid erkannt, relativ kurz beschrieben und Gefängnisinsassen als Beispiel benannt. Die Bedürfnisse und Entfaltungsmöglichkeiten des Individuums werden durch extrem repressiven Gruppendruck soweit eingeschränkt, dass er keine Hoffnung mehr auf Änderung der Situation und auf ein erfülltes Leben hat. Er befindet sich in einer Tunnel- oder Käfig-Situation und sucht im selbst gewählten Tod per reiner Vorstellungskraft Erlösung (Kächele 1970).

Physiologisch gerät der Mensch in Distress, einer Kombination aus Angst und Hoffnungslosigkeit. Der extrem niedrige Blutdruck verhindert, dass die Organe mit genügend Sauerstoff versorgt werden, obwohl das Herz gegen Ende hin wie rasend schlägt. Das Leben endet aufgrund mangelnden Blutdrucks im emotionalen Schock und letztlich im Stress-Tod durch Organversagen (Cannon 1942; Richter 1957). Schmid (2010) nutzt hier das Bild vom Strafrichter und Scharfrichter: Der Psychogenen Tod ist der Strafrichter, die medizinische Ursache der Scharfrichter. Diese Todesform kommt sogar bei Tieren vor, wie es im ethisch anrüchigen Porsolt-Test im Jahr 1977 an Ratten gezeigt werden konnte (Benkert 1992).

Meist tritt der plötzliche Tod bei acht typischen Situationen ein: beim Zusammenbruch oder Tod eines nahen Angehörigen, bei Akut-Trauer, beim drohenden Verlust einer nahen Person, bei Trauer zum Jahrestag, bei Verlust von Status oder Selbstvertrauen, bei persönlicher Gefahr oder drohender Ungerechtigkeit, zum Zeitraum nach überwundener Gefahr und aus Triumph, Wiedervereinigung oder Happy End (Engel 1971). Dieser Psychogene Tod stellt ein ungelöstes rechtsmedizinisches

Rätsel dar (Knecht 2009). Schmid (2010) unterscheidet vier Formen dieses Stress-todes:

1. Der magische **Voodoo-Tod** wurde erstmals in einem Artikel von *Cannon* (1942) in seiner Physiologie beschrieben. Australische Mediziner sehen ihn bei Aborigines als diagnostizierbar (Eastwell 1982).
2. Der **Tabu-Tod** erfolgt nach dem Bruch einer schwersten Verfehlung, etwa dem Essen eines unerlaubten Huhnes.
3. Einen **Heimweh-Tod** erleiden Menschen in extremer Isolation etwa in Konzentrations- oder Gefangenenlagern.
4. Der **Seelen-Tod** wird etwa durch eine psychiatrische Erkrankung, vorhergesehenen oder geweissagten Tod, eine Prophezeiung oder dem Verlöschen der Lebensenergie, der „Lebensmüdigkeit" ausgelöst, etwa nach dem Verlust des Lebenspartners. Diese Todesform entspricht dem Senizid Opfer-Tod.

3.3 Euthanasie

Euthanasie kann *bona fide* sowohl *aktiv* im „Gnadentod" erfolgen, als auch *passiv,* etwa durch Abstellen von lebenserhaltenden Geräten. Der Begriff „Euthanasie" ist speziell in Deutschland mit problematischen Konnotationen verbunden, denn „Euthanasie" wurde von den Nationalsozialisten aufgrund ihrer kruden Rassenlehre und Eugenik besonders in der T4-Aktion euphemistisch besetzt. Dabei handelte es sich aber eigentlich um staatlich angeordneten Massen-Mord an körperlich (Invalidizid) sowie psychiatrisch Erkrankten und geistig Behinderten (Morbizid).

3.3.1 Aktive Senio-Euthanasie

Ethnologie oder Geschichtsschreibung haben aus vielen Kulturkreisen Material zur vielgestaltigen rituellen Senio-Euthanasie zusammengetragen. Wir können von sogar festlichen Formen der Vitalinhumation lesen, von Hinabstürzen, Aussetzen, Verhungernlassen, Vergiften, Erhängen, Begraben, Verbrennen, Ersticken, Erwürgen oder Erschlagen, manchmal nur bei Männern. Eine weit verbreitete Form ist die *Aussetzung* von alten Menschen in der Wildnis, einer Hütte, dem Urwald, einer Höhle, auf einem Floß oder einer Insel. Immer aber erfolgt die Tötung *bona fide,* d. h. im guten Glauben an die Traditionen, das Richtige für den anderen zu tun, der seine gesellschaftliche Pflicht erfüllen muss. Auch der bekannte Mitleids- oder Gnadentod, etwa bei einem schwerstverletzten Soldaten-Kameraden im Krieg, erfolgt ja *bona fide*.

Der aktiven Senio-Euthanasie liegt keine Patientenverfügung oder eindeutige Aussage aus jüngster Zeit von *alter* zugrunde, sondern nur ein Bezug auf den „mutmaßlichen Wille". Hier tut sich nun ein deutlicher Graubereich auf. Da, wo die erlaubte Sterbehilfe in der Palliativen Sedierung z. B. durch Morphinpflaster zum Tragen kommt, wo also der Tod durch die evtl. Hypermedikation zum Erreichen von Indolenz billigend in Kauf genommen wird, kann durchaus in Wahrheit eine Euthanasie vorliegen, die den moribunden Menschen „erlösen" soll. Dies ist von außen nicht erkennbar, solange keine diesbezüglichen Aussagen getroffen werden. Wie groß hier die Dunkelziffer sein mag, kann man kaum schätzen.

Von heimlichen Todesbeschleunigern hören wir aus Familie, Hausarztpraxis oder Pflegedienst. So kommt es vor, dass etwa Schlafmittel in Hypermedikation dem Essen für einen moribunden Angehörigen beigemischt werden. In einem bekannten Fall stand die also von der Tochter „getötete" 90-jährige Mutter nach drei Tagen plötzlich wankend in der Küche. Eine Heimeinweisung rettete sie vor weiteren Experimenten der Senio-Euthanasie.

3.3.2   Passive Senio-Euthanasie

Bei der passiven Senio-Euthanasie liegt heute oft – anders als bei der passiven Sterbehilfe – bei mangelndem Bewusstsein nur ein unklarer Patientenwillen und keine Patientenverfügung vor. Sie tritt *bona fide* in vier strafbewehrten Formen auf:

1. **Unterlassung:** Sämtliche möglicherweise einsetzbaren und vorhandenen medizinischen Geräte (etwa Beatmungsgerät, Dialyse u. a.), Maßnahmen (wie Operationen, Magensonde, Wiederbelebung, Defibrillator) oder jede Form von lebenswichtigen Medikamenten werden nicht eingesetzt.
2. **Behandlungsabbruch:** Dabei erfolgt der Abbruch bereits eingeleiteter lebensverlängernden Maßnahmen durch Geräte (Beatmungsgerät, Dialyse u. a.), Maßnahmen (Magensonde) oder Medikamente (Demedikation).
3. **Verlassen:** Es werden Patienten aufgegeben, zurückgelassen oder bis zum Tod vernachlässigt.
4. **Inedia-Inszenierung:** Das Initiieren von allen Maßnahmen, die durch Inedia zum Tode führen, könnte auch *bona fide* von *alter* durchgeführt werden.

Der Stille Tod

In Rechtsmedizin und ärztlicher Praxis unterscheiden wir nach gesetzlichen Vorgaben die krankheits-bedingte *natürliche* und die *unnatürliche* Todesart etwa durch Mord oder Suizid. Bei *natürlichem* Tod wird die Todesursache auf dem Totenschein in einem gesonderten Klinischen Befund über eine Ziffer aus dem ICD festgelegt, z. B. Herzinfarkt oder Nierenversagen. Bei Suizid oder Mord kreuzt der Arzt *„unnatürlich"* an. Als dritte Sparte ist noch die Kategorie *„ungeklärt"* angegeben, die vom Arzt etwa beim Plötzlichen Kindstod anzukreuzen ist.

Beim *unnatürlichen* oder *ungeklärten* Tod schaltet sich die Staatsanwaltschaft ein, die meist eine Obduktion durch den Rechtsmediziner veranlasst. Neben der natürlichen und der unnatürliche Todesart könnte man aber auch den Tod durch Inedia oder den Psychogenen Tod besonders herausstellen. *Thomas Knecht* (2011) folgend könnten wir Inedia die „dritte Todesart" bzw. „still" nennen; Walther (2014) spricht von „natürlichem Suizid". Hier sei vom (natürlichen) Stillen Tod gesprochen, weil keine von exogene Gewalteinwirkung zu beobachten ist und das Geschehen nahezu unbemerkt abläuft. Würden Inedia und Psychogener Tod über eine ICD-Ziffer verfügen, sollten sie solange die dritte Kategorie „Stiller Tod" nicht existiert unter natürlichem Tod kategorisiert werden.

Der stärkste Schutz gegen allen Senizid ist ein verändertes positives Altersbild und dadurch die Reduzierung der Hoffnungslosigkeit auf Seite der Senioren. Das setzt eine tief greifende gesellschaftliche Einstellungsänderung gegenüber dem Alter voraus. Gelingt es unserer Gesellschaft nicht, das negative Altersstereotyp deutlich zu verbessern oder gar zu überwinden, werden wir auf die Entwicklungsstufe von Opfertod und Senio-Euthanasie zurückkehren.

Die Lebensmüden, Lebenssatten oder Lebensüberdrüssigen (lat.: *taedium vitae*), meist Sterbenskranke, beherrschen heute im Stillen Tod eine moderne Art der mittelalterlichen Sterbekunst, der *ars moriendi*. Besonders Angehörige, Mediziner, Pflegekräfte, Psychologen und Hilfen sollten im Interesse der „Autonomie

© Springer Fachmedien Wiesbaden GmbH, ein Teil von Springer Nature 2018   35
R. Pousset, *Senizid und Altentötung*, essentials,
https://doi.org/10.1007/978-3-658-20878-3_4

und Würde" des alten Patienten (so im neuen „hippokratischen Eid" von Chicago, 2017) mit Sterbewünschen verantwortungsvoll umgehen können. Mit einer positiven Einstellung zum Stillen Tod lässt sich in der Palliativmedizin als *ultima ratio,* wenn keine Hoffnung mehr ist, statt *nur* Morphium einzusetzen, Inedia begleiten. Aber: Palliativmedizin kann prinzipiell durch das Erlangen von Indolenz und neuer letzter Hoffnung helfen, auch Inedia überflüssig zu machen.

Tab. 5.1 Überblicks-Schaubild Suizid und Senizid

➡	... für *ego*, sich selbst	... für *alter* (Familie, Clan, Volk) im Opfertod
Ego handelt primär ...	**A - Suizid** **Egoistische** Autothanasie, *autonom* auch: **Alters-Suizid** A = **Selbsttötung** (aktiv oder passiv) C = **Sterbehilfe** (aktiv oder passiv)	**B - Senizid** **Altruistische** Autothanasie von Senioren, *heteronom* **Opfer-Tod** - Sterben *für* andere durch: B = Opfertod („Suizid") - aktiv oder passiv D = Mathanasie (Euthanasie) - aktiv oder passiv
	A1 – Aktiver Suizid *Unnatürlich, autonom-egoistisch* Um eigene körperliche oder psychische Leiden zu beenden oder Mangel an Lebenssinn (lebensmüde) *Erweiterter Suizid*: Einbezug anderer, z.B. Kamikaze, Selbstopferkommando „Elbe", Islamistische suicide bomber („Märtyrer") ; *Zwangs- Suizid*	**B1** – Aktiver Opfer-Tod (Suizid) *Unnatürlich, heteronom-altruistisch;* Aktiv mit allen Methoden wie beim Aktiven Suizid (A1). Tod für andere, etwa um Belastung oder Kosten für die Familie zu verringern; *Heldentod* für andere durch Totenfolge z.B. Witwenverbrennung (Sati), Harakiri
	Stiller Tod	
	A2 – Passiver "Suizid" Stiller Tod, „Suizid" *Natürlich, autonom-egoistisch* Um eigene Leiden zu beenden oder aus Mangel an Lebenssinn (lebensmüde) evtl. mit PAS durch: **Sterbefasten** mit **Inedia** (FVNF)	**B2** – Passiver Opfer-Tod Stiller Tod, „Suizid" *Natürlich, heteronom-altruistisch* *Reaktiver* Tod aufgrund von sozialem Druck, aus Tradition, sozialem Tod, „zum Sterben legen", heute besonders:: B2.1. Verlöschen mit **Inedia** (FVNF) B2.2. Psychogener Tod

(Fortsetzung)

© Springer Fachmedien Wiesbaden GmbH, ein Teil von Springer Nature 2018
R. Pousset, *Senizid und Altentötung*, essentials,
https://doi.org/10.1007/978-3-658-20878-3_5

Tab. 5.1 (Fortsetzung)

→	... für *ego* mit autonomen Sterbewunsch	... für bewusstloses *ego* oder für *alter (Tradition)*
Alter handelt primär ...	**C - Sterbehilfe** **Ggf. auch ohne Krankheit** *Hilfe bei autonomer Autothanasie* **(A)** durch *alter*, um *ego* bei seinem *autonomen* Sterbewunsch aktiv oder passiv zu stützen; In Deutschland ist die aktive Sterbehilfe verboten; Achtung bei „geschäftsmäßig" **Tatherrschaft** beim Patienten, nur passiv erlaubt	**D - Senio-Euthanasie** **Senizid** - Sterben *durch* andere *Mathanasie (heteronome Fremdtötung)* durch *alter*, um *ego* bei seinem *vermuteten* Sterbewunsch aktiv oder passiv *(bona fide)* zu unterstützen oder bei rituellem Menschenopfer; sozialer Tod **Keine Tatherrschaft** beim Patienten; deshalb verboten
	C1 - **Aktive Sterbehilfe** (verboten) **Tötung auf Verlangen,** Hilfe *beim* Sterben *Unnatürlich, autonom* Tod durch Überdosis Insulin, Kalium, Schmerz-, Narkose-, Muskelrelaxans-Mittel, Helium-Zelt	**D1** - **Aktive Senio-Euthanasie** (verboten) immer *bona fide*, Hilfe *zum* Sterben *Unnatürlich, heteronom:* Mitleid; „Gnadentod"; Hypermedikation, Menschenopfer; **Senizid:** rituelle Altentötung: z.B. Aussetzung; Erwürgen;
	C2 - **Passive Sterbehilfe** (erlaubt) **Beihilfe zum Suizid,** Hilfe *zum* Sterben *Natürlich, autonom* 1. **Unterlassen:** *keine* lebensverlängernden Maßnahmen fremdeinleiten; VKFE 2. **Behandlungsabbruch:** Absetzen lebensverlängernder Maßnahmen (Geräte, Medikamente, sonstiges); 3. **Inedia-Gewährung:** Dulden des autonomen Sterbens 4. **Palliative Sedierung:** („Indirekte" Sterbehilfe) 5. **Suizidhilfe, Assistierter Suizid (PAS):** Bereitstellen von Tötungsmitteln, Medikamenten, Helium-Zelt;	**D2** - **Passive Senio-Euthanasie** (verboten) immer *bona fide* *Natürlich, heteronom* 1. **Unterlassen:** *keine* lebensverlängernden Maßnahmen einleiten; auch: „Triage" (erlaubt); 2. **Behandlungsabbruch:** Absetzen lebensverlängernder Maßnahmen (Geräte, PEG-Sonde, Medikamente); 3. **Verlassen:** Zurücklassen (evtl. auch im Altenpflegeheim), Verwahrlosen, Vernachlässigen bis zum Tod; 4. **Inedia-Inszenierung:** durch *alter*, Durchführen der Inedia-Maßnahmen zum Sterben, VKFE

Was Sie aus diesem *essential* mitnehmen können

- Plötzlich ein Auge für ein verborgenes Thema zu haben, evtl. in der beruflichen Praxis
- Freude, neue Erkenntnisse auch aus anderen Fachdisziplinen gewonnen zu haben
- Durch klare Definitionen die weit gefächerte Diskussion besser einordnen zu können
- Unterstützung für das eigene Bemühen um wissenschaftliche Eindeutigkeit in Definitionen
- Impuls, über die eigene Beziehung zum Alter nachzudenken
- Inedia als probates Mittel der Sterbebeschleunigung zu akzeptieren
- Inedia als Option für eigenes späteres Handeln zu sehen
- Erkenntnis, dass jeder für das heutige negative Altersbild mitverantwortlich ist
- Erkenntnis, dass ein negatives Altersbild tödlich für Menschen wirken kann
- Erkenntnis, dass jeden das heute existierende, weitgehend negative Altersbild im eigenen Alter einholen und schaden kann
- Impuls, aus einer bestimmten Erkenntnis heraus konkret handeln zu wollen

© Springer Fachmedien Wiesbaden GmbH, ein Teil von Springer Nature 2018
R. Pousset, *Senizid und Altentötung*, essentials,
https://doi.org/10.1007/978-3-658-20878-3

Literatur

Ashliman, D.L. 2017a. Folklore and mythology. Electronical texts. Darin: Aging and death in Folklore. Euthanasia and geronticide. University of Pittsburgh. http://www.pitt.edu/~dash/folktexts.html. Zugegriffen: 2. Sept. 2017.

Ashliman, D.L. 2017b. Killing of old men. Folktales of Aarne-Thompson-Uther type 981 and other legends about geronticide. http://www.pitt.edu/~dash/type0981.html#ashliman. Zugegriffen: 2. Sept. 2017.

Bähr, Andreas, und Hans Medick. 2005. *Sterben von eigener Hand. Selbsttötung als kulturelle Praxis.* Köln: Böhlau.

Baumann, Ursula. 2001. *Vom Recht auf den eigenen Tod. Die Geschichte des Suizids vom 18. bis zum 20. Jahrhundert.* Weimar: Böhlau.

Benkert, Otto, und Hanns Hippius. 1995. *Psychiatrische Psychopharmakologie.* Berlin: Springer.

Bethel, Diana Lynn. 1992. Life in Obasuteyama. In *Japanese social organization*, Hrsg. Takie Sugiyama Lebra. Honolulu: University of Hawai'i Press.

Bickhardt, Jürgen, und Roland M. Hanke. 2014. Freiwilliger Verzicht auf Nahrung und Flüssigkeit: Eine ganz eigene Handlungsweise. *Deutsches Ärzteblatt* 111 (14): A-590, B-504, C-484.

Boas, Franz. 1888. *The Central Eskimo.* Washington: Bison Book (Erstveröffentlichung 1967).

Borasio, Gian Domenico. 2014. *Selbst bestimmt sterben.* München: Beck.

Brandt, Hartwin. 2010. Am Ende des Lebens. Alter, Tod und Suizid in der Antike. *Zetemata* 136. München: C. H. BeckGlascock.

Brogden, Mike. 2001. *Geronticide: Killing the elderly.* London: Jessica Kingsley.

Brogden, Mike, und Preeti Nijhar. 2000. *Crime, abuse and the elderly.* Cullompton: Willan.

Campbell, Alan, Hrsg. 1993. *Japan: An illustrated encyclopedia*, Bd. 1: A–L; Bd. 2: M–Z. Tokyo: Kodansha.

Cannon, Walter Bradford. 1942. Voodoo death. *American Anthropologist* 44:169–181.

Chabot, Boudewijn, und Christian Walther. 2015. *Ausweg am Lebensende. Selbstbestimmtes Sterben durch freiwilligen Verzicht auf Essen und Trinken*, 4. Aufl. München: Ernst Reinhardt.

Dießenbacher, Hartmut. 1987. Gibt es einen gesundheitspolitischen Gerontozid? Zur Ethik und Ökonomie des Generationenkonflikts im Gesundheitssystem. *Neue Praxis* 1987 (3): 257–265.

© Springer Fachmedien Wiesbaden GmbH, ein Teil von Springer Nature 2018
R. Pousset, *Senizid und Altentötung,* essentials,
https://doi.org/10.1007/978-3-658-20878-3

Dracklé, Dorle, Hrsg. 1998. *Alt und zahm? Alter und Älterwerden in unterschiedlichen Kulturen*. Berlin: Reimer.

Durkheim, Émile. 2006. *Der Selbstmord*. Frankfurt a. M.: Suhrkamp.

Dyke Robinson, Edward van. 1900. War and economics in history and in theory. *Political Science Quarterly* 15 (4): 581–628.

Eastwell, Harry D. 1982. Voodoo death and the mechanism for dispatch of the dying in East Arnhem, Australia. *American Anthropologist, New Series* 84 (1): 5–18.

Eberhard, Wolfram, und Pertev Nailî Boratav. 1953. *Typen türkischer Volksmärchen*. Wiesbaden: Steiner.

Elwert, Georg. 1994. Alter im interkulturellen Vergleich. In *Alter und Altern: ein interdisziplinärer Studientext zur Gerontologie*, Hrsg. Paul Baltes, et al. Berlin: De Gruyter.

Engel, George L. 1971. Sudden and rapid death during psychological stress: Folklore or folk wisdom? *Annals of Internal Medicine* 74 (5): 771–783.

Formanek, Susanne. 1994. *Denn dem Alter kann keiner entfliehen. Altern und Alter im Japan der Nara- und Heian-Zeit*. Wien: Verlag der Österreichischen Akademie der Wissenschaften (Seiten 215 bis 228 im Unterkapitel 4.3.3. "Das Obasuteyama-Motiv: Die Alten aussetzen?").

Fukazawa, Shichirō. 1987. *Schwierigkeiten beim Verständnis der Narayama-Lieder*. Reinbek: Rowohlt.

Ganzini, Linda, et al. 2003. Nurses' experiences with hospice patients who refuse food and fluids to hasten death. *The New England Journal of Medicine* 349 (4): 359–365.

Georgevich, Tihomir. 1918. *Macedonia*. London: Allen & Unwin.

Glascock, Anthony P. 1982. Decrepitude and Death-Hastening. The Nature of Age in the Third World societies. In *Aging and the Aged in the Third World. Studies in Third World Societies*, Bd. 22, Hrsg. Vinson Sutlive et al., 1. Williamsburg: College of William and Mary.

Glascock, Anthony P. 2009. By any other name, it is still Killing. In *The Cultural Context of Aging*, 3. Aufl., Hrsg. Jay Sokolovsky, 43. Westport: Praeger (Erstveröffentlichung 1990).

Gray, Louis H. 1908. Abandonment and exposure (American). In *Encyclopedia of Religion and Ethics*, Hrsg. James Hastings. Edinburgh: Clark.

Harvath, Theresa A., et al. 2004. Voluntary refusal of food and fluids: Attitudes of Oregon hospice nurses and social workers. *International Journal of Palliative Nursing* 10 (5): 236–243.

Haupt, Karl. 1863. Sagenbuch der Lausitz. Bd. 1: Das Geisterreich (1862); Bd. 2: Die Geschichte (1863). Leipzig: Engelmann. In Band 2, S. 9: „Von der Grausamkeit der Wenden". Neudruck: Bautzen: Domowina, 1991.

Heidenstam, Verner von. 1948. *Als die Kastanien blühten*. Frauenfeld: Huber.

Hirt, Herman. 1907. *Die Indogermanen. Ihre Verbreitung, ihre Urheimat und ihre Kultur.* Straßburg: Trüber.

Hooff, Anton van. 2005. Vom willentlichen Tod zum Selbstmord. Suizid in der Antike. In *Sterben von eigener Hand. Selbsttötung als kulturelle Praxis*, Hrsg. Andreas Bähr und Hans Medick. Köln: Böhlau.

Huang, Evelyn. 2011. Obasuteyama: Abandonment or Care? Paper presented at the Association of Japanese Literary Studies Conference, Tufts University, Medfort (5. Nov. 2011).

Hüther, Gerald. 2016. Neurobiologische Affekte und psychische Auswirkungen des Fastens. https://www.ugb.de/richtig-fasten/neurobiologische-effekte-psychische-auswirkungen-fastens/. Zugegriffen: 10. Dez. 2016.

Inoue, Yasushi. 2000. Obasute. In *The Counterfeiter and Other Stories*, Hrsg. Yasushi Inoue und Leon Picon, 73–96. Boston: Tuttle.

Jovanović, Bojan. 1999. *Tanatologike*. Novi Sad: Promete.

Kächele, Horst. 1970. Der Begriff psychogener Tod in der medizinischen Literatur. *Zeitschrift für psychosomatische Medizin* I:105–129; II:202–222.

Kenyatta, Jomo. 1978. *Facing Mount Kenya*. Nairobi: Heinemann.

Kirchhöfer, Dieter und Schröter, Ursula. 2014. *Zerrissene Familien und Kontaktabbrüche*. Berlin: Frank und Timme.

Kjellström, Rolf. 1974. Senilicide and Invalidicide Among the Eskimos. *Folk – Dansk etnografisk tidsskrift* 16/17:117–124.

Knecht, Thomas. 2009. Psychogene Todesfälle: Ein ungelöstes rechtsmedizinisches Rätsel. *Kriminalistik* (5): 306–310.

Köhler, Reinhold. 1900. Eine römische Sage (von der Tötung der Greise). In *Kleinere Schriften zur erzählenden Dichtung des Mittelalters*, Bd. 2, Hrsg. Johannes Bolte, 324–327. Berlin: Felber.

Korotkykh, Nataliya. 2012. *Senizid in der Geschichte der Ostslawen*. Universität Wien: UniView.

Koty, John. 1934. *Die Behandlung der Alten und Kranken bei den Naturvölkern*. Stuttgart: Hirschfeld.

Kovač, Senka. 2006. *Les signes du vieillissement. Antropologija*. Belgrade: Department of Ethnology and Anthropology, University of Belgrade.

Krauss, Friedrich Salomo. 2002. *Volkserzählungen der Südslaven*. Wien: Böhlau.

Kuhn, Adalbert. 1859. *Sagen, Gebräuche und Märchen aus Westfalen und einigen andern, besonders den angrenzenden Gegenden Norddeutschlands*. Leipzig: Brockhaus.

Laguna, F. De, und C. McClellan. 1983. Ahtna. In *Subarctic. Handbook of North American Indians*, Bd. 6, Hrsg. June Helm, 641–663. Washington, D. C.: Smithsonian Institution.

Maxwell, Robert J., und Philip Silverman. 1989. Gerontocide. In *The Content of culture: Constant and variants*, Hrsg. R. Bolton. New Haven: HRAF Press.

Maxwell, Robert J., Silverman, Philip und Maxwell, Eleanor K. 1982. The Motive for Gerontocide. In *Aging and the Aged in the Third World. Studies in Third World Societies*, Bd. 22, Hrsg. Vinson Sutlive et al. 67–84. Williamsburg: College of William and Mary.

Moser, Dietz-Rüdiger. 2008. Die Märchen von der Altentötung und das Altwerden im Märchen nach Beispielen in Volkserzählungen des späten Mittelalters. In *Alterskulturen des Mittelalters und der frühen Neuzeit*, Hrsg. Elisabeth Varva, 203–218. Wien: Verlag der Österreichischen Akademie der Wissenschaften.

Müller, Klaus E. 1968. *Zur Frage der Altentötung im westeurasischen Raum. Paideuma. Mitteilungen zur Kulturkunde*, Bd. 14, 17–44. Heidelberg: Winter.

Münzel, Mark. 1998. „Weil sie nur noch sehr schwach lief": Sterben lassen bei einer indianischen Gruppe in Südamerika. In *Alt und zahm? Alter und Älterwerden in unterschiedlichen Kulturen*, Hrsg. Dorle Dracklé, 135–150. Berlin: Reimer.

Münzel, Mark. 2016. Vom Mythos der Altentötung. In *Kulturen des Alterns: Plädoyers für ein gutes Leben bis ins hohe Alter*, Hrsg. Harm-Peer Zimmermann, Andreas Kruse und Thomas Rentsch. Frankfurt: Campus.

Nieden, Christiane zur. 2016. *Sterbefasten. Freiwilliger Verzicht auf Nahrung und Flüssigkeit*. Frankfurt: Mabuse.

Nishizawa, Shigejiro. 1936. *Obasuteyama Shinkō (Neue Überlegungen zum Obasuteyama)*. Nagano: Shinano kyōdoshi hakkōkai.

Odén, Birgitta. 1996. Ättestupan – myt eller verklighet? *Scandia – Tidskrift för historisk forskning* 62 (2): 221–234.

Olson, Philip. 2009. The Elderly in the People's Republic of China. In *The Cultural Context of Aging*, 3. Aufl., Hrsg. Jay Sokolovsky. Westport: Praeger (Erstveröffentlichung 1990).

Oswalt, Wendell H. 1999. *Eskimos and Explorers*, 2. Aufl. Novato (CA): Chandler & Sharp (Erstveröffentlichung 1979).

Pappritz, Doreen. 2015. Befragung von Pflegekräften zum Senizid. Unveröffentlichtes Manuskript.

Parkin, Tim. 2003. *Old age in the Roman World*. John Hopkins: Baltimore.

Paudler, Fritz. 1936. *Die Alten- und Krankentötung als Sitte bei indogermanischen Völkern. Wörter und Sachen, 1–57.* Heidelberg: Winter.

Paudler, Fritz. 1937. *Die Volkserzählungen von der Abschaffung der Altentötung.* Helsinki: Suomalainen Tiedeakatemia.

Pavlović, Živojin. 1992. Lapot. Navi Sad: Korice. Media Art Content.

Peuckert, Will-Erich. 1962. *Handwörterbuch der Sage. Alb – Altentötung*, Bd. 2. Göttingen: Vandenhoeck & Ruprecht.

Ploss, Hermann H. 1899. Zu Witwenverbrennung bei Slawen (Wenden, Polen, Russen), bei den skandinavischen Germanen. In *Das Weib in Natur und Völkerkunde*, Hrsg. Hermann Heinrich Ploss, 672 ff. Leipzig: Grieben.

Pohlmeier, Hermann. 1996. *Wie frei ist der Freitod? Einschränkung frei verantwortlichen Handelns durch Krankheit?* Dortmund: Humanitas.

Polívka, Georg. 1898. Seit welcher Zeit werden die Greise nicht mehr getötet? *Zeitschrift des Vereins für Volkskunde* 8:25–29.

Pool, Robert. 2004. "You're not going to dehydrate mom, are you?" – Euthanasia, versterving, and good death in the Netherlands. *Social Science & Medicine* 58 (5): 955–966.

Post, Stephen G. 1991. Euthanasia, senicide, and the aging society. *Journal of Religious Gerontology* 8 (1): 57–65.

Püschel, Klaus. 2008. Elder abuse and gerontocide. In *Essentials of autopsy practice*, Hrsg. G.N. Rutty, 77–111. Berlin: Springer.

Ranke, Kurt. 1973. Alten- und Krankentötung. In *Reallexikon der Germanischen Altertumskunde (35 Bände)*, Bd. 1, Hrsg. Johannes Hoos, 210–211. Berlin: De Gruyter.

Reid, Janice, und Nancy Williams. 1984. "Voodoo death" in Arnhem land: Whose reality? *American Anthropologist* 86 (1): 121–133.

Richter, Curt P. 1957. On the phenomenon of unexplained sudden death in animals and man. *Psychosomatic Medicine* 19:191–198.

Ridder, Michael de. 2010. *Wie wollen wir sterben? Ein ärztliches Plädoyer für eine neue Sterbekultur in Zeiten der Hochleistungsmedizin.* München: Deutsche Verlags-Anstalt.

Röhrich, Lutz. 1964. *Märchen und Wirklichkeit.* Baltmannsweiler: Schneider.

Rosenthal, Dieter. 1974. *Tod.* Göteborg: Acta univ. Gothoburgensis.

Rott, Christoph et al. 2001. Die Heidelberger Hundertjährigen-Studie. *Zeitschrift für Gerontologie und Geriatrie* 34:356–364.

Sartori, Paul. 1895. Die Sitte der Alten- und Krankentötung. In *Globus. Zeitschrift für Länder- und Völkerkunde*, Bd. 67, 107–111. Braunschweig: Vieweg.

Schimany, Peter, und Josef Hörl. 2004. Gewalt gegen pflegebedürftige alte Menschen in der Familie: ein Zukunftsthema für die Generationenbeziehungen? *Zeitschrift für Familienforschung* 16 (2): 194–215. http://www.ssoar.info/ssoar/handle/document/32398. Zugegriffen: 27. Apr. 2016.

Schmid, Gary B. 2010. *Tod durch Vorstellungskraft. Das Geheimnis psychogener Todesfälle*, 2. Aufl. Wien: Springer.

Schulte, Anja. 2001. Geronticide in science-fiction and fact. A critical review of sources on Native Nord America. *European Review of American Studies* 15 (2): 31–36.

Schwieren, Alexander. 2014. *Gerontographien.Eine Kulturgeschichte des Alterswerkbegriffs*. Kadmos: Berlin.

Sellamuthu, Gurusamy. 2016. Social determinants of senicide, a cultural killing of elderly people in South Tamilnadu: An empirical reflection. Third ISA Forum of Sociology. Vienna. July 10–14, 2016.

Silverman, Philip, Hrsg. 1987. *Elderly as modern pioneers*. Bloomington: Indiana University Press.

Simpson, Jacqueline. 1987. *Everyday life in the viking age*. New York: Dorset Press.

Sokolovsky, Jay. 1982. Perspective of old age. In *Aging and the aged in the third world. Studies in Third World Societies*, Hrsg. Vinson Sutlive et al. Bd. 22, S. 1. Williamsburg: College of William and Mary. https://archive.org/details/ERIC_ED251334.

Sokolovsky, Jay. 1987. *Growing old in different societies: Cross-cultural perspectives*. Acton: Copley.

Sokolovsky, Jay. 2002. Status of Older People: Tribal Societies. *Encyclopedia of Aging*. http://www.encyclopedia.com/education/encyclopedias-almanacs-transcripts-and-maps/status-older-peopletribal-societies.

Sokolovsky, Jay. 2009. *The cultural context of aging*, 3. Aufl. Westport: Praeger (Erstveröffentlichung 1990).

Speiser, Felix. 1996. *Ethnology of Vanuatu: An early 20th century study* (Übers. D.Q. Stevenson). Honolulu: University of Hawai'i Press.

Steward, J.H. 1939. Changes in Shoshonean Indian Culture. *Scientific Monthly* 49:524–537.

Stumpfe, Klaus-Dietrich. 1973. *Der psychogene Tod*. Stuttgart: Hippokrates.

Südkamp, Horst. o. J. Inzestverbot und Status, Statusfaktor Generation. http://horstsuedkamp.de/ethnologie/inzest%20und%20status/Inzestverbot%20und%20Status.pdf. Zugegriffen: 21. Juni 2016.

Taube, Erika. 2000. Altentötung in den Märchen der zentralasiatischen Völker. In *Alter und Weisheit im Märchen. Forschungsberichte aus der Welt der Märchen*, Hrsg. Ursula Heindrichs und Heinz-Albert Heindrichs. Kreuzlingen: Hugendubel.

Trebješanin, Zarko. 2000. Lapot: naučni mit ili stvarnost. NIN.

Turnbull, Colin M. 1973. *Das Volk ohne Liebe. Der soziale Untergang der Ik*. Reinbek: Rowohlt.

Vries, Jan de. 1957. *Altgermanische Religionsgeschichte*, Bd. II. Berlin: De Gruyter (Erstveröffentlichung 1956).

Wallis, Velma. 2005. *Zwei alte Frauen. Eine Legende von Verrat und Tapferkeit.* Piper: München.

Walther, Christian. 2014. Ein sanfter, kein grausamer Tod. *Dr. med. Mabuse* 210 (7/8): 36–38.

Yawger, Nathaniel Shurtz. 1936. Emotions as the cause of rapid and sudden death. *Arch Neurol Psychiatry* 36:875–897.

Zöllner, Reinhard. 2005. „Selbsttötungskulturen" unter Kriegern im vormodernen und modernen Japan. In *Sterben von eigener Hand. Selbsttötung als kulturelle Praxis*, Hrsg. Andreas Bähr und Hans Medick. Köln: Böhlau.